中医脉学名著名家点评与临证心得丛书

总主编◎李灿东

脉经直指

点评与临证心得

程绍民◎主编

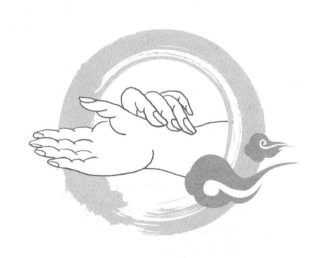

中国健康传媒集团
中国医药科技出版社

内 容 提 要

《脉经直指》，明代医家方谷撰，成书于明万历二年（1574年）。系方氏潜心研究王叔和《脉经》和《难经》诸书，结合自身临床经验而撰成。卷一主要论述"脉经直指论"，并主要论述了寒证脉象的形症治法，卷二至卷四分别详列论"脉经火论""脉经热论"和"脉经虚论"。卷五至卷七分别对"七表""八里""九道"之脉及其体状以及对应病证和治法进行了一一阐述。本书内容主要分为古籍原文、点评、临证心得三大部分，以古籍原文为主线，对书中的重点内容做了点评和临证心得，使内容条理清晰，直观实用，可供中医专业院校师生、中医临床医生和广大中医爱好者参考阅读。

图书在版编目（CIP）数据

脉经直指点评与临证心得 / 程绍民主编 . —北京：中国医药科技出版社，2023.12
（中医脉学名著名家点评与临证心得丛书）
ISBN 978-7-5214-4095-9

Ⅰ . ①脉… Ⅱ . ①程… Ⅲ . ①《脉经》 Ⅳ . ① R241.11

中国国家版本馆 CIP 数据核字（2023）第 150886 号

美术编辑 陈君杞
版式设计 也 在

出版 **中国健康传媒集团** | 中国医药科技出版社
地址 北京市海淀区文慧园北路甲 22 号
邮编 100082
电话 发行：010-62227427 邮购：010-62236938
网址 www.cmstp.com
规格 710×1000mm $\frac{1}{16}$
印张 7
字数 110 千字
版次 2023 年 12 月第 1 版
印次 2023 年 12 月第 1 次印刷
印刷 北京市密东印刷有限公司
经销 全国各地新华书店
书号 ISBN 978-7-5214-4095-9
定价 **25.00 元**

获取新书信息、投稿、为图书纠错，请扫码联系我们。

编委会

出版者的话

脉诊是中医最具特色的诊察方法之一，是古代医家在诊治疾病过程中不断摸索而建立起来的，其理论源于实践，内容源远流长。但脉诊方法摸索、形成的过程，尚无准确的考古学研究成果。

关于脉诊的最早记载，可以上溯到两千五百多年前。史传，扁鹊是最早的脉诊名家。早期对脉诊的论述，散见于相关的古籍之中。《黄帝内经》对脉诊的方法、诊脉部位、脉象特征、脉象主病等，都有具体而详细的论述。《难经》在脉诊方面继承并发扬了《黄帝内经》的脉学成就，提倡诊脉独取寸口的理论。汉代张仲景则在临床平脉辨证、脉证并举上多有发挥。西晋王叔和所著的《脉经》是中医学史上现存最早的脉学专著。王叔和基于前人经验对脉诊理论和临床应用进行发掘和系统阐释，对脉诊的发展做出了巨大贡献。唐宋至金元时期，医家对脉诊越发重视，出现了大量的脉诊专著，促进了脉诊的普及、提高。金元四大医学流派的代表人物刘完素、李杲、朱震亨、张从正的学术观点各异，但都重视脉诊的临床运用，都以各自丰富的临床经验，充实并发展了脉证结合的内容。

为启迪后学，并将脉诊类古籍发扬光大，我社组织中医诊断学和文献整理专业的专家编写，出版了《中医脉学名著名家点评与临证心得丛书》。本丛书遴选历代名医与脉学相关的名著，旨在以经典理论为纽带，以精深的点评及实用的临证心得为特点，打造一套适合中医专业院校师生、中医临床工作者和广大中医爱好者学习参考的图书。

丛书内容主要分为古籍原文、点评、临证心得三大部分。其中，古籍原文部分，是全书内容的主线，并对古籍中出现的冷僻费解或具有特定含义的字词、术语等内容予以注释；点评部分，是抓住书中的主旨精论、蕴含深义、疑惑谬误之处，予以点拨评议，或考证比堪，溯源寻流；临证心得部分，是将原文中相关内容结合临床实际或临床典型案例，对其进行细致解析，并予以归纳、提炼，帮助读者深入体会，以期达到注重临床、讲求实用之目的。全书内容条理清晰、直观实用，旨在帮助读者从读经典入手，吸纳先贤行医经验，深入学习和理解脉学相关知识，在临床上学以致用，提高临证水平。

希望本丛书的出版，能够为诵读脉学医籍经典、切于临床实用、培养中医临床人才贡献一份力量。在此过程中，我们期待广大读者的帮助和指点。

中国医药科技出版社有限公司

2023 年 8 月

前言

脉诊是中医最具特色的诊法之一，传承千年，历久弥新。人之平病生死，决断必验之于脉。凭脉可知气血之盛衰、邪正寒热虚实。疾病未形，脉先昭著。西晋·王叔和所著《脉经》是我国首部完整、系统的脉学专著，集西晋以前脉学之大成，意义重大。另有《王叔和脉诀》一卷，以四言歌诀形式阐述脉理、脉法，其内容多依《脉经》而编撰，旧题亦为叔和所著，后世多认为系六朝·高阳生托名，因其歌诀易习，流传较广，影响甚大。

《脉经直指》是明代著名脉学专著。全书七卷，成书于明万历二年（1574）。纂者方谷，钱塘（今浙江杭州）人，曾任钱塘医官。方氏有感于当世医家"虚实有不论也，补泻又无法也，此所谓实实虚虚，损不足而益有余"，遂作此书以"使言谈有论，治病有法，切脉有验""以明后学之愚，以引精微之地"。

该书在沿袭《脉经》三部九候和二十四脉理论的基础上，结合临床经验，总结出一套浅显易懂的脉学理论体系，"使愚者之可知，育者之可明，初学之可升堂入室而窥见道体之妙"，因此书名曰《脉经直指》。同时，沿袭《脉经》以脉辨证的方法，将脉形与脏腑证候相对应，继而指导立法用药，形成了以脉为中心的形症治法体系。全书论脉详而易明，简而有验，可谓习脉之至宝。

脉诊是中医最具特色的诊法之一，传承千年，历久弥新。人之平病生死，决断必验之于脉。凭脉可知气血之盛衰、邪正寒热虚实。疾病未形，脉先昭著。本次点评旨在求真复原，挖掘、整理前贤论述，针对原文加以点评，并阐释临证心得，理论与实践相互印证，以期义明理博。本书虽经审核厘正，由于水平有限，缺点、错误仍属难免，切望读者不吝赐教。

程绍民

2023 年 8 月

目 录

卷之五

卷之六

卷之七

序

　　大哉，医之为道也！最难者莫甚于脉，最验者亦莫知于脉。以所难者莫知可求，以所验者莫舍可知。岂可懵然无知之人而强道知之之术，不按诊法而自是用治？殊不知气血寒热。表里虚实，皆从何来；酸辛甘苦，温凉咸淡，亦从何施；升降补泻，汗下宣通，尤从何用？是故古之圣贤出，而有好生之德，设脉知病，对证用药，立三部而通五脏，由七诊而分九候，取其轻清重浊而断其表里虚实，分其浮沉迟数而察其内外寒热。此千古不易之法。为后世医学之准绳也。今之愚者，徒知病之所来而就施药之所治，则虚实有不论也，补泻又无法也，此所谓实实虚虚，损不足而益有余。如此死者，医杀之耳！吾尝战兢惕励于此。考《内经》之旨，立七诊而不能尽备其源，学叔和分表里九道，又难入于隐微之地，使后之学者迷惑者多，何况于造道升堂入室之所也。或偶然侥幸，一时医治，几人病痊，则曰我明此道也，我能治此也；又不知略少难处，用药不灵，则举手无措；或人问博，则汗颜无答，方知有弗能也。我之门人小子，不若用心于克学之际，而舒怀于临症之时，使言谈有论，治病有法，切脉有验，而为高明之士不狭于人下者矣。吾因诊脉之甚难，固立阶梯之直指，诱掖奖进，以明后学之愚，以引精微之地也。是为序。

万历甲戌仲夏一日　钱塘后学医官方　谷谨识

门人冯　时谨集

徐志　学谨录

李　芳谨刻

卷之一

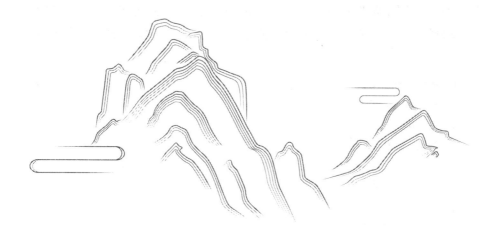

脉经直指论附寒①

尝谓脉者，吾身之元气也。盖血为荣②，气为卫，荣行脉中，卫行脉外，脉不自行，随气而至，所以气平则脉和，气盛则脉洪，气衰则脉微，气滞则脉涩，气缩则脉短，气亏则脉虚，气急则脉促，气大则脉长，气薄则脉紧，气泛③则脉滑，气郁则脉沉，气寒则脉迟，气热则脉数，气结则脉歇，至而死贼④见矣。此虽脉之自然，而实吾身元气之所致也。今观《脉经》所谓七表⑤八里⑥九道⑦死贼等脉者，又精微之极致，而隐显之莫测，乃若夫子之墙数仞⑧、不得其门而入者，此也。近之愚者，不揣其本而徒事乎方寸之末，反谓备说病源而对症用药者，深可惜乎！此视人命于草芥也。

予按诸书，深求脉理，潜心玩索⑨，互为阶梯，故名之曰《脉经直指》，而立论数篇，使愚者之可知，育⑩者之可明。初学之，可升堂人室而窥见道体⑪之妙；诊视之，可探颐⑫而显其隐微之极著。果何谓乎？吾曾考其《脉经》所谓"一息四至号平和，更加一至太无疴"，又曰"四至五至，平和之则"，此四至者，四脏之脉也，心肺肝肾也，五至者，五脏之脉也，心肝脾肺肾也。今则以两手平和之脉，舍而勿论，止以六部气盛高大者就

---

① 附寒：卷一后文无此内容，疑脱。

② 荣：通"营"。指营血。

③ 泛：浮浅。

④ 死贼：佛教语，死亡。

⑤ 七表：浮、芤、滑、实、弦、紧、洪七种脉。

⑥ 八里：微、沉、缓、涩、迟、伏、濡、弱八种脉。

⑦ 九道：细、数、动、虚、促、结、代、革、散九种脉。

⑧ 仞：古代长度单位。周制八尺，汉制七尺。

⑨ 玩索：体味探求。

⑩ 育：文义不通，疑为"盲"之误。

⑪ 道体：道的本体，此指医道的主旨。

⑫ 探颐：探究深奥的道理。

而议之。《脉经》曰：邪有余则气盛也，故尝两手按之，定有一手之脉高；三部诊之，必有一部之气盛然。而气之高盛者，必邪正之相争也。邪正相争又何谓欤[①]？经曰：邪胜则为寒，正胜而为热。邪正相争则为寒热交加者也，必以邪之所在，脉之所盛者而断[②]之，其病未有不得其情而出乎《脉经》之旨者也。是故，左寸脉盛者，风寒也；右寸脉盛者，痰火也；左关脉盛者，气郁也；右关脉盛者，内伤也；左尺脉盛者，房劳也；右尺脉盛者，劳力也；左寸盛而右寸盛者，此伤风而生痰也；左寸盛而右关盛者，此风寒而夹食也；左寸盛而右尺盛者，此劳力而感寒也；左寸盛而左关盛者，此感寒而郁气也；左寸盛而左尺盛者，此房劳而受寒也；右关盛而左关盛者，此气郁而继以伤食也；左尺盛而右尺盛者，此房劳而继以劳力也；左关盛而右尺盛者，此气郁而劳伤也；左关盛而左尺盛者，此房劳而郁气也；右关盛而左尺盛者，此醉饱而房劳也；右关盛而右尺盛者，此饱食而劳役也。又有六脉见浮者为风，见滑者为痰，见迟者为冷，见濡者为湿，见洪者为火，见紧者为痛，见沉者为气，见数者为热，见弦者为寒，见弱者为虚，见芤者为失血，见涩者为少气，见弦紧者为风寒，见微弱者为阳虚，见短数者为阴虚，见浮滑者为风痰，见洪大者为火邪，见弦大者为有热，见实大者为有余，见虚大者为不足。此皆脉之直指，为后学之阶梯，可引其初进而入其精微之奥也。

业是医者，苟[③]能仿此而求，未有不得其真知之理而造道于升堂入室之地也。临诊之时，务必虚心听受，精诚是求，使得于心而应于指，推其详而考其实，显然于默识[④]之间，发越[⑤]于奇特之外。至于七表八里九道之脉，自然参互融会；而三部九候十二经之见症也，莫之其可逃而施治无不验[⑥]矣。

---

① 欤：拟声词，表示感叹。

② 断：判断。

③ 苟：假如。

④ 默识：暗中记住。语出《论语·述而》："默而识之。"

⑤ 发越：激发，发散。

⑥ 验：有效果。

点 评

"七表八里九道"出自于《王叔和脉诀》认为凡奇数，阳也。七表脉皆属阳，其邪从外而来，多为实邪。主要通过运用发散之法治之，达到祛除表邪的目的。疾病初起实，脉可见浮紧洪。发散之后，表邪已除则可见弦滑实。若素来体质虚弱或前病未愈合者，其人迎脉必见芤。偶数，阴也。八里脉皆属阴，其邪从内而入，多为虚邪，可以运用温中、理中之法治之。故沉脉中见迟伏缓涩濡弱。金·张壁（张元素之子，别号云岐子）曰："九道脉者，从天地九教之理说也。善言天者，必有应于人，是以天有九星。地有九州，人有九脏。亦有九野，故立九道脉，以应天地阴阳之法也。"

其中"以虚为离，心中惊则血衰。以促为坎，脉进则死退则生。以结为兑，发在脐傍。以代为中上，主上中下三元正气。以牢为震，前后有水火相乘之气。以动为艮，主血山衰。以细为异，主秋金有余……"对应。

临证心得

七表脉中以浮先定其表。而芤、滑、实、弦、紧、洪俱在浮中见。八里脉中以沉脉先定其里。微、缓、涩、迟，伏、濡、弱俱在沉中见。《脉诀乳海》云："七表阳也，八里阴也。表脉多见于左，而客随主变……里脉多见于右，又而主随客变。"邪在外为表证，为客邪他犯。邪在内为里证，为主病。客随本变是指本经不应出现此脉，因正气来复，驱邪外出，邪气自退，本经脉复又恢复正常；主随客变是指内伤疾病导致本经出现此脉。因邪气入里，正气因邪所制。本经为不应得之脉而出现的变化。这里的"主"指的是五脏的本经。即肺脉的本经为浮；肝脉的本经为弦；肾脉的本经为沉；心脉的本经为洪；脾脉的本经为缓。临床中，七表脉为客邪伤主。若见身热恶寒，或但热而不恶寒，为阳邪。用麻黄汤散其阳邪，自汗恶风者，可用桂枝麻黄各半汤以实其表而助阳，扶其标而泄阴。有汗不恶风者多腠理虚，白芍汤主之。无汗不恶寒者，葱豉汤主之。

八里脉又有里之表，里之里之说，里之表为三阴经络，里之里者为三阴之本，是脾肾肝的总称。里之表者，邪在三阴经络，为三阴之标，尚未侵犯脏腑，故不能轻易使用下法，使病邪入里。而当缓散之，可予麻黄附子细辛汤。若是里之里，邪气深入脏腑，见目赤、数日不大便、小便赤涩、身重、谵语、脉沉细而疾数。故当下之，下之则愈，予大承气汤主之。

附形症治法

左寸脉盛者，主风寒之症也。盖左寸者人迎之位，《脉经》曰"人迎紧盛风邪炽"，正此谓也。主头疼体痛，恶寒发热，中气不清，四肢拘急，此乃寒伤太阳之经也。宜以清寒解表之剂，治之用参苏饮，甚则麻黄汤。

右寸脉盛者，此痰火之症也。盖右寸者肺部也，肺主气，肺气不利，则气郁以生痰，肺气壅盛，则气郁以动火，致令痰火之疾。宜以清痰降火之剂，如用芩连二陈汤之属。

左关脉盛者，此郁气之症也。盖左关者肝部也，肝主怒，然而气郁于肝，则左关脉盛也。主中气不清，饮食不进，胸膈作胀，胁肋作疼，甚则呕吐恶心，有为木来侮土之谓也。治宜清气开郁之剂，如枳桔二陈汤之属。

右关脉盛者，主内伤饮食之症也。盖右关者，脾部也。饮食入胃，有伤脾气，致使饮食不纳或有遇食作疼，中气满闷，大便溏泄，甚则恶心呕吐，有为内伤之病。宜以健脾理气之剂，如苍朴二陈汤加曲药、山楂。

左尺脉盛者，主房劳之症也。盖左尺者肾部也，劳伤肾气，则小腹急痛，小便短数，腰酸耳鸣，头眩目倦，精神短少，腿足无力，以致阴虚不足之症也。宜以滋阴补肾之剂，若十全大补汤可也。

右尺脉盛者，主劳伤元气，三焦命门火动之症也。盖三焦者有名而无形，配命门者亦有名而无形也，三焦为生气之源，命门亦生气之源也，然而劳伤元气则正气虚伐，正气既虚元气衰败，有为阳邪下陷之病，或头眩体痛，四肢无力，腰酸腿重，精神怠倦，俗呼[①]为伤力之病是也。宜用补

---

① 呼：称呼。

中益气汤治之。

左寸高而右寸大者，是盖伤风生痰之症也。盖左寸主风，右寸主痰，风痰相搏是为伤风。其病头疼鼻塞咳嗽，有疾背膊^①作痛，胁肋不利，中风不清，甚则嚏呕自汗。宜以驱风散寒清痰之剂如参苏饮或人参败毒散、二陈汤择而用之。

左寸高而右关大者，此其风寒以夹食也。是为内伤外感之症，主头疼骨痛，中气不清，发热恶寒，呕吐恶心。宜以清寒消导之剂如二陈汤加苍朴曲药及紫苏之类。

左寸高而右尺大者，是为劳力感寒之症也。其症百节酸疼，腰背沉重，自汗发热，头目昏眩，宜以温补可也。如或内伤重而外感轻，当用补中益气汤。如或外感重而内伤轻，当用参苏饮或人参败毒散、五积散参^②而用之。

左寸高而左关大者，此为气郁乘寒之症也。其症中气胀闷，头眩体热，饮食不思，百节疼痛，甚则胸膈作痛，呕吐不利。宜以清寒理气之剂，如枳桔二陈汤加厚朴、紫苏之类可也。

左寸高而左尺大者，此为房劳受寒之症也。其症发热恶寒，手足逆冷，洒淅^③拘急，头眩倦卧，百节酸疼。宜以温中散寒之剂，用二陈配以人参理中汤可也。

右寸高而左关大者，乃气郁生痰之症也。其症中气不清，痰涎壅盛，气急咳嗽，饮食不思。宜以清气豁痰之剂，如枳桔二陈汤是也。

右寸高而左尺大者，此乃阴虚火动之症也。但见头眩咳嗽，四肢无力，精神困倦，耳目昏聩^④。治宜滋阴降火之剂，如四物汤加贝母、知母、玄参、地骨皮等类。

右寸高而右尺大者，此劳伤元气而复受风邪之症也。主头眩气急，四肢倦怠，百节酸疼，甚则发热恶寒而呕吐咳嗽者矣。治宜甘温之剂，不可大用发散之药，如二陈汤加归术甚妙。如或表盛者，用人参败毒散。如或里虚者，用六君子汤。

① 膊：上肢，近肩的部分。
② 参：相间，夹杂。
③ 洒淅：寒颤貌。
④ 昏聩：眼花耳聋，神智昏乱。

左关大而左尺盛者，此房劳而郁气也。盖气郁于中则身倦而欲卧，假①将欲事以淘②其情，殊不知正气虚而邪气亦闭者矣。必致头眩体倦，中气胀闷，精神短少，百节烦疼。宜以温中补气之剂，治与二陈汤大③加参、术、当归、炒黑干姜之类可也。

左关盛而右尺盛者，是乃劳伤而气郁也。其症百节疼痛，腿足酸软，中气作胀，胁肋多疼。宜以和血养气之剂，如四物配二陈汤可也。

右关盛而左尺盛者，乃房劳而郁食也。其病大腹膨胀，小腹急疾，百节酸疼，恶寒发热，此阳邪下陷于阴经也。治宜温中补养之剂，如二陈汤加参、术、当归、炒黑干姜、曲药，久则补中益气汤亦可。

右关大而右尺盛者，此饱食而劳役也。其症肠中作疼，腹中作胀，胸膈作痛，大便不快④，小腹急疾，四肢倦息，饮食难入。宜以补养健脾之剂，如补中益气汤加半夏、曲药之属。

若夫两关盛者，此气郁而继以伤食也。其症胸膈作胀，见食思食，胃口作疼，或痰喘咳嗽呃逆等症生焉。宜以清痰开郁、健脾清食之剂，如枳桔二陈汤加山楂、厚朴之类。

若夫两尺盛者，此房劳面继以劳力也。其症两足作酸，腰背骨痛，精神短少，昏昏聩聩，则手足心热成夜热盗汗，此元虚之不足也。治宜荣养气血之剂，如房劳过多，与之十全大补汤；如劳伤过重，宜以补中益气汤可也。

点 评

两寸为所主人体上焦，其脉象的变化可反映人体心、肺、头、面包括从咽喉至胸膈部分出现的病症。见微恶风寒，发热，头痛，自汗，口渴，或不渴而咳，苔薄白，舌边尖红。此则为风热之邪，初袭肺卫，肺失宣降，卫失开合所致。正邪交争则发热，卫气被郁则恶寒，风主开泄则自汗，温热上壅则头痛，肺失宣降则咳嗽，热伤肺津则口渴，病在卫分则渴

① 假：借用，利用。
② 淘：耗费。
③ 大：重用。
④ 快：畅快，畅通。

不甚，舌边尖红，肺经有热。若上焦温热兼咳血、衄血者，为温热之邪，损伤肺络，迫血妄行所致。两关为所主人体中焦，主要反映指上腹部，包括脾、胃等的变化。《灵枢·营卫生会》说："中焦……此所受气者，泌糟粕，蒸津液，化其精微，上注于肺脉，乃化而为血，以奉生身。"并概括中焦的功能为"中焦如沤"。见面红目赤、发热、呼吸俱粗、便秘腹痛、口干咽燥、唇裂舌焦、苔黄或焦黑、脉沉实；或见面色淡黄、头胀身重、胸闷不饥、身热不扬、小便不利、大便不爽或溏泄、舌苔黄腻、脉细而濡数。两尺所主人体下焦，脉象的变化反映包括肾、大肠、小肠、膀胱等人体下部的病症。可见手足心热甚于手背、口干、舌燥、神倦耳聋、脉象虚大；或手足蠕动、心中憺憺大动、神倦脉虚、舌绛苔少，甚或时时欲脱。

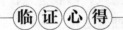

临证心得

　　临床上首先通过寸关尺脉定位发病的部位，再通过八纲的辨证分析，确定所犯脏腑的寒热虚实，从而下方用药，进行有目的的治疗。比如小青龙汤证就可以先通过病位定位邪犯肺卫，内有水饮证。主要发病原因是由于下焦肾阳平素不足，引起体内三焦水液代谢气化功能不足，聚湿成饮，再加上肺卫复感外邪，肺失宣发肃降，进而导致了早期咳嗽气喘的呼吸道感冒症状，由于肺不肃降，导致咳嗽后吸引下焦水饮上逆犯肺，进一步加重咳嗽症状。治疗上予宣肺化饮、温阳利水，达到驱除肺卫外邪的治疗目的。

卷之二

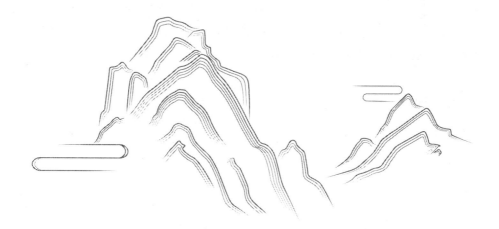

脉经火论附寒并①

夫脉之紧盛者而为风寒，此邪有余而胜正也。脉之长大者而为火邪，此气有余而动火也。何也？邪正相争，其见于脉必紧盛；本经火动，其见于脉必长大。长大之脉，大而有力，其至不过四五之间；紧盛之脉，盛而且数，其至常余四五之外。临诊之时，即此为论。可见脉之紧盛者从寒而辨，脉之长大者自火而推，此固先贤不易之法也。然虽火论有二：曰君火，心火也；曰相火，肾火也。火内阴而外阳，主乎动者也，故凡动皆属火经。又曰：非特君、相为然。五性之火为物所感，相扇而妄动者多矣。是以气郁火起于肺，大怒火起于肝，醉饱火起于脾，思虑火起于心，房劳火起于肾，此五火之所动也。然而六腑皆然。十二经中，凡气之有余，何莫而非火也？又见牙痛断②宣③，腮颊颐④肿，此胃火之所动也；目黄口苦，坐卧不宁，此胆火之所动也；舌苔喉痛，便秘不通，此大肠之火动也；癃闭淋沥，赤白带浊，此小肠之火动也；小腹作痛，小便不利，此膀胱之火动也；头眩体倦，手足心热，此三焦之火动也。故凡动之火，其脉必大，治者诊脉认症，必须切其何经之脉大而为火，何经之火动而为病，则投剂无不验，而施治无不效矣，临症犹宜审诸。

点 评

寒邪导致脉管收缩，脉多紧；与之对应，火邪则导致脉管扩张，故而长大；邪气亢盛则实，脉搏有力。火邪既有君火、相火之分，又有因情志为病引发；病位不仅涉及五脏六腑，还与十二经络有关。不论病因、病位

---

① 附寒并：卷二后无此内容，疑脱。
② 断：据文义当作"龈"。
③ 宣：肿胀隆起。此指牙龈宣肿，龈肉日渐腐颓，久则削缩，以致齿牙宣露。
④ 颐：面颊，腮。

如何，但有火证，脉象多见长大，辨证时牢牢抓住这一点，辅以兼症，每每应验。

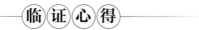

脉形可分寒热，脉势可辨虚实。实寒证，脉多紧实；实火证，脉多长大有力。一般而言，但凡出现长大有力之脉，结合起病原因及伴随症状，就可以判断病位在何脏腑、经络，由此可见脉象对于辨证的重要性。临床上火热证脉象多见长大有力，还可见数、滑、促、迟等脉象。但长大有力之脉基本都与火热有关，即使兼症不是典型火热之象，亦当舍症从脉，大胆投以寒凉之品。

附形症治法

设若心脉洪大者，主心火之症也。若惊悸，若怔忡，若健忘恍惚，其脉必大而无力。宜以养心定志之剂，如养心汤，或归脾汤可也。

若口舌破烂，若心脾时痛，若谵语癫狂痰迷等症，其脉必大而有力。宜以清心降火之剂，如黄连解毒汤，或牛黄丸可也。

若小腹急胀，小便黄赤及淋沥带浊等症，此小肠之火也。盖心与小肠相为表里，但小肠之脉不能洪大而有余，然心脉细实有力，即小肠之火动也。又曰：心与小肠为受盛耳。治宜清心降火之剂，如四苓散加芩、连、木通。

设若肝脉弦大者，主肝火之症也。或肋疼，或乳痛，或目肿赤胀，是皆大而有力也。宜以伐肝降火之剂，如四物汤加黄连、青皮、柴胡、胆草之类。

若少腹急疾，小腹作疼，或阴子疼坠而囊缩不举，是必大而无力也。宜以温补升提之剂，如四物汤加干姜、吴萸等剂，或补中益气汤亦可。

若夫惊惕不眠，目昏足热，痰核项瘿，口苦太息，是皆胆火之症也。盖胆与肝相为表里，又曰肝胆同为津液府也，但胆脉见于肝部，不能大而有力，亦且肝脉来弦而长，是谓胆经之症，即以胆火治之。宜以四物汤加芩、连、胆草、胆星之类。

设若肾脉实大者，主肾火之症也。如齿疼，如强中，如梦遗精滑，如下疳肾痛，此皆肾火有余之症也，其脉必实大而数。宜以四物汤加黄连、黄柏之类。

又若阴虚不足，劳热咳嗽，其脉必数而无力。宜以滋阴降火之剂，如四物汤加黄柏、知母之类。

若夫小便黄浊，或淋沥作疼，小腹急胀或小便不通，此皆膀胱湿热之症也。盖肾与膀胱为津径①者耳，如肾经之脉数大而有力。宜以速泻膀胱之源可也，如四苓散加黄芩、木通、青皮、青木香之类。

设若肺脉浮大者，主肺火之症也。如咳嗽有痰，如肺痿肺痛，如咽喉作疼而声重不利，是皆肺火之症也，其脉必浮大而长。宜以清痰降火治之，用二陈汤去半夏加贝母、山栀、黄芩、天花粉、玄参之类。

若发热咳嗽，无痰，咽干不利，阴虚火动之症也，其脉必细数而无力。宜以滋阴降火之剂，如二母汤加归、芍、玄参、麦冬之类是也。

又若大便燥结而秘涩不通，或肠澼②便红而肛门胀痛，或痔漏肿痛而脓血不利，此皆大肠火动之症也，《本经》云：肺与大肠为传送耳。宜以四物汤加生地、桃仁、红花、芩、连、槐角等药治之，病甚加大黄。

设若脾脉紧大者，主脾火之症也。如嘈杂易饥，如破裂唇口，如口臭糜烂，如腹胀秘结，此皆脾热之症，其脉必洪大而有力。宜以清热降火之剂，如黄连泻心汤加大黄、生地黄之类。

若中满，若气郁，若噎膈反胃，致令饮食不入，脾气空虚，其脉必大而无力。宜以健脾之剂，如二陈汤加参、术、归、姜之类。

又若吞酸吐酸，干呕恶心，或腹痛时作时止，或下痢肛门窘痛，或善食易饥易饱，亦皆胃经湿热火动之症也。其脉必实大而长，此虽胃脉见于脾经，盖脾与胃相继而相合，故经曰"脾胃相通五谷消"，正此谓也。今以胃气不和而致有此症焉，宜以和胃健脾之剂治之可也，如枳桔二陈汤加芩、连、白术之类是矣。

---

① 径：原作"庆"，据《脉诀刊误·诊候入式歌》改。

② 肠澼：痢疾。"澼"指垢腻黏滑似涕似脓的液体。自肠排出，故称肠澼。

设若左尺数大者，主厥阴心主为病也。但见心脾作□，手足心热，腰酸腿软，百节烦疼，小便黄赤是也，经所谓劳伤心肾，思伤心脾者耳。宜以补养之剂治之，如四物汤加生地、枣仁、黄柏之属，或补中益气汤亦可。

又若耳中嘈嘈有声，心中澹澹[①]大动，腰背倦痛无力，欲事举而又举，是皆命门三焦火动之症也。其脉必大而无力，或虚数者有之，盖因三焦命门与手心主乃至阴之分也，阴经之脉不能长大故耳。有是症者，宜以三经合而治之，如四物汤加参、芩、知、贝、炒柏、枣仁之属。

点 评

脉象和身体脏腑气血关系密切，所以可通过诊察脉象，来判断疾病的病位、性质、盛衰等。脉象现多为李士材《诊家正眼》提出的二十八脉。在这些脉象中，和火病相关度最高的为以下几种：即数脉、洪脉、实脉、长脉、促脉。数脉为速度太过的脉象，数脉主火，一般认为数而有力者为实火，无力者为虚火；洪脉是充实有力的脉象，在《濒湖脉学》中记载为阳盛相火旺之脉象；实脉指三部脉举按均有力，主实证，火热实邪、发狂谵语；长脉是脉搏搏动范围长直的脉象，一般主阳盛，长而和缓为正常脉象，长而硬满，为火逆上亢之象；促脉是指速度快，歇止无规律的脉象，主阳热实邪。

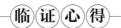

临证心得

虚火若因正气亏损、元气不足、脏腑内伤、脾胃内伤、气虚发热所引起，可用补中益气汤等以甘温法治之。体虚火盛之人，寒凉太过，遏阻其已虚之阳气，于病不利。宜以补气等法。人参、黄芪是补气之药，"虚火可补，参芪之属"适用于气虚发热或气阴两虚发热。若阴火亢盛，元气充足则阴火自降，因此创用补中益气汤以甘温补气除热。关于气虚发热之火，东垣又称为阴火、贼火，是脾胃气虚下流于肾所致。李杲最先论述了气虚发热的机理，其补中益气汤对于此种发热疗效甚佳。

---

① 澹澹：同"憺憺"，心神志忑不安。

附录 治法大意并

　　夫治火之法，固非一端；用药之要，亦非一剂。有用其正治之法者，有用其反治之法者，有用其从治之法者，有因其引经而用者，有因其制伏而用者。治各不同，吾当因其举而再言之也。如君火者，心火也，可以湿伏，可以水灭，可以直折，惟黄连之属制之；相火者，龙火也，不可以水湿折之，当从其性而伏之，惟黄柏之属可以降之。此治阴阳二火之法然也。又论诸经主治之药不可不知，如黄连泻心火，黄芩泻肺火，芍药泻脾火，石膏泻胃火，柴胡泻肝火，知母泻肾火，龙胆草泻胆火，木通泻小肠火，条芩泻大肠火，山栀泻上焦火，黄柏泻下焦火，丹皮泻心主火，大黄泻中焦火，玄参泻浮游之火，连翘泻十一经火，此皆苦寒之味，能泻有余之火也。若谓因火之所动者，亦不可不知：如饮食劳倦，内伤元气，火与元气不相两立，为阳虚之病，以甘温之剂除之，如黄芪、人参、甘草之属；若阴微阳盛，相火炽烁，以乘阴位，为阴虚之病，以甘寒凉补之剂降之，如当归、地黄之属；若心火亢极，郁热内实，为阳强之病，以咸冷之剂折之，如大黄、芒硝之属；若夫肾水受伤，真阴失守，无根之火妄发，阳无所附，为阴虚之病，以壮水之剂制之，如生地黄、玄参之属。至若肾水命门大衰，为阳脱之病，以温热之剂济之，如附子、干姜之属。若胃虚过食生冷，抑遏阳气，为火郁之病，以升散之剂发之，如升麻、柴胡、干葛、防风之属。此治火之大法也。是故治火之法然非一端，而诊视之理犹宜各论，不可朱紫混淆而虚实不辨，有害残喘者也。所谓毫厘之差，千里之谬，先贤所言实实虚虚之患，莫之其可逃乎！

🔲 点　评

　　火病的病因很多，有直接原因、间接原因，有外在因素、内在因素。在火证的治疗上，要做到推求病因、辨证求因、审因论治。正确认识病因，对治疗的意义不言而喻。另则人的精神活动与人的生理病理密切相关，情志精神对人体气机的升降出入影响非常大。对于情志失调、精神刺激引起的阴阳失调，气机郁结、火热内生的病理情况，治疗中一定要注意调摄情志，使心无凝滞、阴火戢敛。再者治疗脏腑各经火病之要药方面，如果归经不明，药效则不能很好发挥，历代文献中总结归纳的以不同脏腑的火热疾患，施以不同的泻火药物，这些都是药物学上比较成熟的总结，施之临床，必然有较好的疗效。

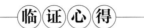

临证心得

药性各有偏味，用其偏来救补体内之疾，治寒以热，治热以寒。以气平为度，过则为伤。对于清心泻火之药，多为大寒大苦，服之过量，则损伤脾胃，寒从中生。如《长沙药解》曰："凡泻火清心之药，必用黄连，切当中病即止，不可过剂，过则中下寒生，上热愈甚。"而对于热性药物，多服则动火，易发疮疡。如《本草汇言》在论述吴茱萸时曰："倘三经之病，有因火热为者，又当斟酌用之，如中病即止，不可多服，多服则走气动火，发疮昏目耳。"所以，药物有克伐，应当慎用，中病即止。

卷之三

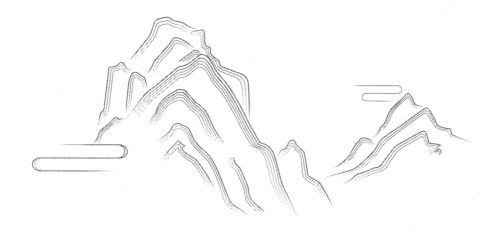

脉经热论

夫脉之数者而为热，此热助气之数也，故曰数则为热。又曰脉之弦数者而为寒热，脉之虚数者而为虚热，脉之大数者而为实热，脉之洪数者而为火热，脉之疾数者而为劳热①，脉之促数者而为喘热，脉之紧数者而为痛热，脉之滑数者而为痰热，脉之浮数者而为风热，脉之微数者而为郁热，脉之沉数者而为气热，脉之涩数者而为血热，脉之短数者而为客热②，脉之濡数者而为湿热，此皆脉之为热，而无热不见数也。但有痈疽之脉，其初发时气血凝聚，则不热而数。《脉经》曰：数而不热，若有痛处，痈疽所发，此亦数之为脉也。又有小儿之脉，气血未定，来如雀啄，雀啄之形，有似于数也。孕妇之脉，气血有余，《脉经》曰"滑疾不散胎三月，但疾不散五月母"，此疾与数类也。善于切脉者，能于数类而推其详，则脉应病而分其数类矣。岂可因其脉之见数而类推其热而不推其详乎？

回 点 评

数脉类的脉象因热而使脉来至数较多，来势有力，急、疾、紧、促都属于数脉一类。然而因热因不同而使脉象表现与弦、虚、大、洪、疾、促、紧、滑、浮、微、沉、涩、短、濡等脉相兼，但都属于因热致数一类的脉象。另需特别注意痈疽、小儿、孕妇等的脉象，与因热致数的脉象相类似，须仔细分辨其差别。

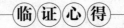

《濒湖脉学》的主病中"数脉为阳热可知，只将君相火来医"，说明数

---

① 劳热：病证名。指各种慢性消耗性疾病中出现的发热现象，如五劳七伤所产生的虚热。

② 客热：病证名。指小儿外感发热，进退不定，如客之往来。

脉多表现为热证，且多表现为足少阴肾、手少阴心、足少阳胆和手少阳三焦之火。但《医学集成》中所说的："数虽为热，而真热者未必数。凡虚损之证，阴阳俱困，气血张皇，虚甚者数必甚，是数不可概言热。"即真热的症状未必可见数脉，亦可见洪、长等脉象；且即便脉数也未必都是热证，滑数、洪数多热，涩数、细数则多寒，暴数多有外邪，久数多虚损，所以也需要根据其兼脉、症状、体征仔细分辨。

附形症治法

假如两手寸关俱数，数而有力者，火也。火主上焦风热，或头皮作疼，或头眩旋晕，或头皮内扯痛不时，或目红肿胀，或口舌生疮及牙痛腮肿，或痰涎壅盛而咳嗽气急，是皆风热之症，宜以三黄石膏汤治之。

假如两手寸关无力而大者，虚也。主上焦火动，或咳嗽无痰而气急作喘，或夜热盗汗而劳嗽声哑，或吐血衄血而出流不止，或头眩旋晕而起则欲倒，此皆虚火之证，宜以归、芍、知、贝、参、苓、芩、栀等剂治之。

假如两尺俱数而有力者，此下焦湿热之症也。主腰背重坠，腿膝酸疼，或脚气①赤肿，或淋浊带下，或癃闭而经水不调，或疝瘕而梦遗精滑，是皆湿热之症也，宜以四苓散、槟苏散及当归拈痛汤择而用之。

假如两尺俱数而无力者，此阴虚之症也。其症乃精血衰败，腿膝痿弱，腰背如拆，百节酸疼，精神短少，宜以十全大补汤为主，然后因病加减用治。若夫脉来短数而无力，及散乱而无根蒂者，是为不治之症，又不可轻视，戒之戒之！

假如两关俱数而有力者，此肝木克于脾土，必主胁肋作疼，脑②膈作胀，呕吐饮食，气急不利，治宜二陈汤加苍、朴、香砂、炒连之类，甚则加枳、桔，久则用补剂。

---

① 脚气：病名。又称脚弱。因外感湿邪风毒，或饮食厚味所伤，积湿生热，流注于脚而成。
② 脑：据文义当作"胸"。

假如两关数而无力者，此中气虚而脾胃不能健运也，主呕吐泄泻，饮食不入之症，或腹口作胀，致为中满或胸痞郁结而膈食膈气①，此必健脾理气之剂，如二陈汤加参、术、当归、炒黑干姜可也。

又谓左寸数者，主头疼，或巅顶痛，或头皮疼或发根有疮痛，或左右脑后如扯痛，或眼花目痛。此皆心火上炎，上焦火动之症，其脉必寸部数而有力，宜以三黄石膏汤用治可也。

又谓右寸数者，主痰火之症。盖咳嗽气促，痰涎壅盛，中气胀闷，坐不能卧，治宜芩连二陈汤加枳、桔。

又谓左关数者，主肝火之症。其症胁肋作疼，中气不清，或目痛眼赤，治宜芩、连、山栀、青陈、枳、桔等剂。

又谓右关数大者，主脾火②之症。其症嘈杂吞酸中满，□□□□□宜清火降气之剂，如二陈加芩、连、枳、桔之剂。

又谓左尺数者，主阴虚不足，宜以滋阴降火可也，如四物汤加黄柏、知母之剂。

又谓右关数者，主膀胱湿热不清，三焦火动之症，宜以清湿降火可也，如四苓散加黄柏、芩、连之类。

点 评

寸关脉主上焦，脉数而有力为风热之火，大而无力为虚火动；尺脉数而有力主下焦湿热，无力主阴虚；关脉数而有力主肝脾不调，肝木克脾，无力主中气虚而脾胃不健；左寸脉数主心火上炎，上焦火动，右寸脉数主痰火；左关脉数主肝火，右关脉数主脾胃火；左尺脉数主阴虚，右尺脉数主膀胱湿热不清。通过脉象所候，结合症状知所犯何逆，才可对症用药治疗。

---

① 膈食膈气：膈食，中医称具有下咽困难、胸腹胀痛、吐酸水等症状的病；膈气，病名，一名鬲气，即噎膈。

② 脾火：证候多同胃火。本证常因饮食不节，嗜食辛辣香燥之品，过食肥甘之物，或嗜酒；或素体阳盛，外邪入侵化火；或气郁日久化火等，导致胃火炽盛、灼伤胃络、损伤胃津、胃失和降。

临证心得

《素问·脉要精微论》曰："尺内两傍，则季胁也，尺外以候肾，尺里以候腹。中附上，左外以候肝，内以候膈；右外以候胃，内以候脾。上附上，右外以候肺，内以候胸中；左外以候心，内以候膻中。"即目前临床常用的寸口脉脏腑分候：左寸候心，右寸候肺；左关候肝，右关候脾胃；左尺候肾，右尺候肾（多为命门）。临床中诊脉时可据此来判断病位所在。在判断病位的基础上，根据热证多致脉数，加之主症与兼脉，分辨不同热因热型，遂可随病而选方药治之。

卷之四

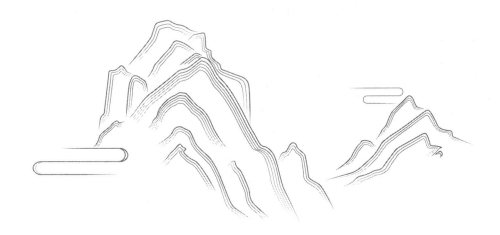

脉经虚论

夫眩晕之症，气之虚也，虚则脉必轻而浮；呕逆之症，气之泛[①]也，泛则脉必浮而滑；怔忡之症，气之弱也，弱则脉必短而促；惊悸之症，气之忽[②]也，忽则脉必数而虚；湿郁之症，气之濡也，濡则脉必隐而微；伤力之症，气之衰也，衰则脉必细而弱；痛甚之症，气之伏也，伏则脉必沉而匿；伤暑之症，气之倦也，倦则脉必懈而怠；汗后之症，气之静也，静则脉必微而弱；霍乱之症，气之寒也，寒则脉必沉而迟；逆冷之症，气之厥也，厥则脉必闭而无；不食之症，气之郁也，郁则脉必涩而难；伤精之症，气之陷也，陷则脉必隐而结；亡阳之症，气之散也，散则脉必衰而乱；脱液之症，气之失也，失则脉必弱而无；将死之症，气之乱也，乱则脉必虚而散。凡此数症，皆无力之脉类于虚论。善于医者，临症之时全在活法推辨。虽然有气虚而见此脉者，有血虚而见此脉者，有气血俱虚而见此脉者，有表虚而见此脉者，有里虚而见此脉者，有表里俱虚而见此脉者，务必气虚以补其气，血虚以补其血，表虚以实其表，里虚以实其里。是故气之弱者以充其元，气之忽者以壮其志，气之泛者以止其呕，气之伏者以扬其气，气之倦者以养其神，气之濡者以燥其湿，气之静者以复其动，气之厥者以温其经，气之郁者以开其郁，气之散者以敛其气，气之衰者以助其精，气之虚者以益其虚。是则万世不易之法，而实起死回生之验也。后之学者，必须用意精研，潜心体验，是虽指顾之下，有鉴然之明，而不可有毫厘之失；施治之时，务必用补泻之法，而不可使有混淆之差。夫如是，医治之功未有沉疴[③]不瘥、枯槁不起者也。使或不辨其表里虚实，在乎疑似之间而莽然用治，非惟取效不可，而杀人如反掌之易，岂可徒负

---

① 泛：浮浅，不深入。此处指气机上逆。
② 忽：中国古代的长度和重量单位（十忽为一丝，十丝为一毫）。
③ 沉疴：久治不愈之病。

臆测存偏执于左见者哉！

回 点 评

《医学入门》云："脉乃气血之体，气血乃脉之用也。"脉象是气血变化的反映，赖血以充盈，靠气以鼓动。气血发生变化，脉象亦随之变化，反之，从脉象的变化也可推出气血的盛衰、运行变化。气为邪伤，气随津液流失，气失则气运无力以鼓动血脉，故见脉轻、短、虚微、细弱、沉匿、虚散。

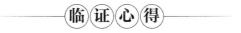

《脉经》云："血虚脉虚。"《脉诀乳海》又云："虚者，阴也，离之象也，离中虚，在天为火，在人为心，心主血脉，血实则脉实，血虚则脉虚。"可见脉虚当指心血虚之脉象。当血虚不能充盈血脉时，可见脉细、小、濡、短、涩等；血行不能充续时，脉则促、结、代等；血虚不能内守而外越时，脉则浮、虚、芤、革、散、动等。

《濒湖脉学》云："脉不自行，随气而至。气动脉应，阴阳之义。"脉的变动，当与气的盛衰密切相关，当气虚无力鼓动血脉时，则脉迟、缓、微、弱、濡、代、小、短、涩等；气虚不固使气浮于外时，则脉浮、虚、散、芤、微、濡、革等；气虚极时，则虚以自救，奋力鼓动脉管，则脉可见数，按之无力，极虚之脉，不可误认为实脉。

附形症例

且如六脉空虚，见于左寸者浮而无力，或轻手按之，似乎在指下，不能应手，稍重按之，实无力也。其病左头目昏眩，起则欲倒，心中怏怏然，而四体劳倦，手足酸软，饮食不思，精神不爽。

至若六脉空虚，见于左手者、大而无力，右手者、亦大而无力，此为虚火之症。其病主头眩体倦，四肢无力，发热，盗汗，甚则咳嗽，痰喘。

至若六脉空虚，见于左寸大而无力，见于左关滑而不匀，其病必主头眩呕吐，饮食不思，四体困倦，怠惰嗜卧，此风痰之症也。

又若六脉空虚，见于左手者大而无力，右手者大而不匀，此表虚里实之症，其症自汗头眩，口气不清，胸膈满闷，宜以疏邪实表可也。

又若六脉空虚，大而无力，右尺数而短促，此其劳伤元气之症也。主头眩恶心，饮食不入，精神怠惰，脚手酸疼，宜以伤力之症看治可也。

又若六脉空虚，大而无力，重手按之，反得关脉涩滞，此是气郁以动火也。必主头眩体倦，中气不清，饮食不思，胸膈郁闷，或两胁作疼之症。

又若六脉空虚，右寸滑大而无力，此虚痰之症也。主头眩呕吐，痰涎不利，饮食不入，起则欲倒之病。

又若六脉空虚，轻手诊之固不可得，重手按之又难可寻，惟按之少久，指下隐隐而来，有似短弦脉状，忽然再按亦不知其去也，此为濡脉。濡主湿，濡主虚。

又若六脉空虚，五六日因病而不见来①，人事②不见，必死之症也，则是濡脉，此症有伤于湿也。

又若六脉空虚，自汗，恶风，恶心，呕吐痰涎或清水，黄水，头目眩晕，腹中作疼，此亦是湿热之症也。

又若六脉空虚不见，在下汗后得者，此是元本空虚，正气耗散，真元失守，治宜参麦散收敛可也。

又若六脉空虚，手足厥冷，腹中作疼或吐或利，此为阴症，当用四阳之药，如人参理中汤或四逆汤，甚则附子理中汤择而用治。

又若六脉空虚，卒中不知人事，宜掐人中，不省③用通关散吹鼻中，或以姜汤灌之，不醒必死。

又若六脉空虚，临产而血晕者，此血行太多，真元失守，阴无所附之理，宜以归、芍、桂、姜温经可也。

①　不见来：没看见恢复。
②　人事：人的意识的对象。
③　省：觉醒。

又若六脉空虚，指下寻之全无，再再求之，不离其处而隐隐见者，曰伏。然伏之状，其形有六，一曰阳极似阴，阴胜格阳在外，其脉必伏；二曰痛甚失气，气不能续，其脉多伏；三曰郁气隔绝，气不能越，其脉常伏；四曰卒暴强仆，元气失守，其脉亦伏；五曰痰气并结，卫气壅塞，其脉又伏；六曰元气不足，阳邪下陷，其脉必伏。然而伏脉有似空虚，实非虚也，但存伏于肌肉之下，按之于至骨之间，细细寻之必然有见，非若空虚之脉，虚不见迹也。所以观伏之状，治伏之病，各有所主之不同也。

又若六脉空虚，不大不小，举之有，按之无，曰虚。

六脉浮大，泛然在上，稍加按之，寂然不见，曰虚。

六脉沉匿，举之有，按之无，忽然寻之，又若无也，曰虚。

六脉细微，按之全无，举之固有，再再寻之又不可知也，亦曰虚。

六脉空虚，死证有[①]五：

六脉空虚，短促而穷数[②]者，曰死。

六脉空虚，元气散乱者，曰死。

六脉空虚，脉势无力，歇至者，曰死。

六脉空虚，脉势浮散而无神者，曰死。

六脉空虚，脉势格绝而不匀者，曰死。

六脉空虚，脉势沉伏而散乱者，曰死。

六脉空虚，脉势不续而无根蒂者，曰死。

六脉空虚，大汗后大事不安静者，曰死。

六脉空虚，大下后谵语有痰者，曰死。

六脉空虚，大吐后自汗、痰喘、手足厥冷者，曰死。

六脉空虚，下利、逆冷、饮食不入者，曰死。

六脉空虚，四肢厥冷，上过肘、下过膝者，曰死。

六脉空虚，目直视、面色垢者，曰死。

六脉空虚，大小便遗失者，曰死。

六脉空虚，痰涎壅盛而痰难起者，曰死。

六脉空虚，不死之证十有七：

---

① 有：通"又"。《韩非子·五蠹》："割地朝者三十有六国。"

② 穷数：非常快。

六脉空虚，但有一部切实而见者，不死。

六脉空虚，两尺不绝，此为有根蒂之脉，不死。

六脉空虚，无力而不散乱者，不死。

六脉空虚，歇至而不匀者，不死。

六脉空虚，饮食如常者，不死。

六脉空虚，汗下后人事安静者，不死。

六脉空虚，暴仆而沉伏者，不死。

六脉空虚，新产失血少气者，不死。

六脉空虚，大发汗后而身凉安静者，不死。

六脉空虚，大下后而人事安静者，不死。

六脉空虚，吐泻后脉势虽脱者，不死。

六脉空虚，素禀气弱者，不死。

六脉空虚，自汗盗汗者，不死。

六脉空虚，下痢者，不死。

六脉空虚，阴症后复阳者，不死。

六脉空虚，病见湿症者，不死。

六脉空虚，因痰、因气、有似于格绝者，不死。

点 评

　　空虚，空无，不充实。此处六脉空虚根据文中第十六条至十九条的论述所示大多为两手脉象大，脉势无力、不匀，举之有，按之全无。特殊情况下的脉象文中也有详实的列举。前十条表示六脉空虚所见不同的脉象所候的病证大多为标虚之证。第十一条至第十四条为元真耗伤、阴证、卒中、失血晕厥等病证治宜对症补虚。第十五条列出了伏脉的六种脉形及所候，明确了脉伏与虚脉的差异：脉伏推筋着骨可得，而空虚之脉推筋着骨难寻，需细分辨。第二十条至第三十五条为六脉空虚死证的七种脉象和八种死证的症状；第三十六条至第五十三条为六脉空虚不死的四种脉象及十三种症状，从此处两段的论述来看，若经大汗、大吐、大下等病证之后，脉空虚但不静，奋力搏动血脉者难治，而脉空虚且安静者仍可治，临床需仔细分辨。

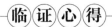

临证心得

六脉空虚的主要病机为气血津液无以充盈鼓动脉搏，或因湿、因痰等致使气血真元不足使脉象空虚、无力应指，但因病因不同，因湿则脉兼见濡，因痰则脉兼见滑等，在临床可结合脉象症状对症治疗。

对于六脉空虚的死证与不死之证方面，《濒湖脉学》云："汗后脉静，身凉则安，汗后脉躁，热甚必难。阳证见阴，病必危殆，阴病见阳，虽困无害。"这与本文之中六脉空虚的死证与不死之证的观点相通。若大汗、大吐、大下之后脉象仍躁，表示正气极虚，难以抵抗邪气，此时的脉躁是邪气亢盛所致，所以遇此病证难治，病情凶险。这与《黄帝内经》中说："今汗出而辄复热者，是邪胜也；不能食者，精无俾也；病而留者，其寿可立而倾也。"所述的大汗之后脉躁指的邪气躁的观点也是一致的。

卷之五

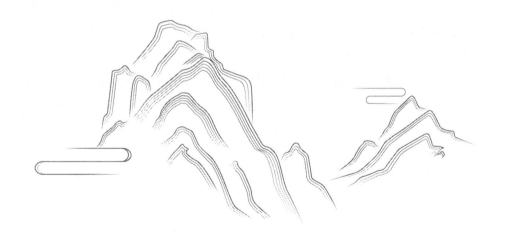

脉经七表 附主病形症脉体并论

浮脉论

夫浮脉者,浮在风,浮应肺,见于肌表之中,举之有,按之无也。今世以为虚者,非也。盖虚脉自见其虚,浮脉其势必浮,是故虚脉之状,或大或小,或长或短,举之有,按之无力也。浮脉之状,由其气盖于上,不大不小,不长不短,但势力轻浮,按之不可得也。《脉经》又二辨者,何也?盖浮主风,风乃轻扬于上,有能鼓舞动物[①],若浮之势也,风之状也。所以元虚之人风邪客之,其脉必浮,但浮之体也,浮之大也。又谓浮主肺,浮者金之性也,金性轻浮,故居于上,所以伤风之人其脉必浮,此势应浮,浮之小也。《脉经》曰"主咳嗽气促、冷汗自出、背膊劳倦、夜卧不安",正此谓耳。

若夫左寸脉浮,主中风,《脉经》曰"寸浮中风头热痛"。右寸脉浮,主伤风,乃本部之正脉,《脉经》曰"微浮兼有散,肺脉本家形"。左关脉浮者,主头风目痛,木能生风之症也,《脉经》曰"细看浮大更兼实,赤痛昏昏似物遮"。右关脉浮者,主伤热霍乱,木来侮土之症也,《脉经》曰"微浮伤客热,来去作微疏[②]"。左尺脉浮,主小便癃闭,肾脏风热之症也,《脉经》曰"濡数浮芤,皆主小便赤涩"。右尺脉浮,主大便不通,肠风等症也,《脉经》曰"大肠干涩故难通"。

凡此之论,皆《脉经》之法指[③],认证[④]之由也。苟能精熟,详玩[⑤]参而互之,自然融会贯通而得心应指者,学者岂可不尽心乎?下章仿此。

---

① 动物:使物起动。

② 微疏:微,稍微;疏,通也,快;此处指脉来往仍稍快。

③ 法指:同"法旨",此指《脉经》之要旨。

④ 认证:分辨证候。

⑤ 详玩:揣摩,玩味。

回 点　评

　　浮脉，风之性也，应于肺金，上举即得，按之相对无力也，正如《诊宗三昧》中所载"浮脉者，下指即显浮象，按之稍减而不空，举之泛泛而流利"，下指摸脉时可立即感到轻浮搏指。若按之，此时脉象相应减弱，但减弱的幅度不会造成空虚的指感。脉象漂浮，下指取脉时可感觉到向上浮动的脉感。这有别于或大或小、或长或短、整体无力之虚脉。虚弱之人伤于风邪，脉浮且相对原脉其势较大；与之相对，常人伤风之脉应浮却相对于原脉浮实较小。六部脉浮，意各不同，虽有其主，然不可全然为之，应相互参详，否则开始便错。

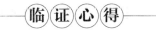

　　临床之中，应知脉浮当为在表、在上也，各部浮脉虽有主证，然切不可循规蹈矩。如子时常不寐者，其左寸脉多为浮脉，微弦细，重按则无，此非风也，且此类人右尺脉多弱。何也？心肾不交、阴亏而心火在上，故使脉浮是也。因此，临床应做到各部脉象互参。

附浮脉形症治法

　　左寸脉浮者，主中风、头风之症也。盖风主上行，故头痛而且眩；风生于肝木，故病呕吐恶心。治宜驱风平木之剂，如二陈汤加芎、芷、防风、黄芩之类。

　　右寸脉浮者，主伤风之症也。其症头痛、鼻塞、发热、自汗、咳嗽气急、痰涎不利，治宜驱风实表之剂，如二陈汤加枳、桔、防风、羌活、黄芩之类。

　　左关脉浮者，此风生肝木之症也。盖诸风掉眩，乃肝木然。木能生风，则头眩旋晕，腹胀呕吐，或胁肋作疼，而痰涎不利，有为头风之症也。宜以驱风平木之剂，如二陈汤加归、术、黄连、白芷、防风之类。

　　右关脉浮者，此木来侮土之意也。盖木能生风，浮脉主风。今脉浮而见脾土之位，是为木克脾土之经也。病必主气虚中满，呕吐恶心或肠鸣嗳气，或泄泻自利，或霍乱转筋是也。治宜伐肝健脾之剂，如二陈汤加参、术、苍、朴之类。

左尺脉浮者，主小便赤涩，癃闭不行，或肾脏风痒[①]，或肠风[②]澼[③]漏等症。宜驱风凉血之剂，如四物汤加芩、连、生地、连翘、荆、苓、黄柏之属。

右尺脉浮者，浮乃金之体也。金性轻浮而本在上，今则反居其下，是以母临子位，为风秘[④]之患生焉，故经曰"大肠干涩故难通"也，宜以疏风润下之剂，如防风通圣散、麻仁丸之属。

附浮脉体状

浮者见于肌肉之上，举之有，按之无，如水中漂木，重手按之则不可得也，故曰浮。

浮脉主病

浮为风，浮为在表，浮数为热，浮紧为痛，浮滑为呕，浮弦为胀，浮涩为痞，浮促为喘，浮洪为火，浮大为鼻塞，浮缓为不仁，浮结为内格，浮短为咳嗽，浮滑为风痰，浮细而滑为内伤，浮紧而滑为满为不食，浮滑疾紧为百合病，浮大而长为风眩癫疾，浮紧而涩为淋为癃闭，浮而虚迟为心气不足，浮而散乱者死，浮而无神者死，虚浮者死。

🔲 点 评

单一脉象仅反映复杂疾病的一个简单维度，而临床疾病往往都比较复

---

① 痒：形容某些难以抑制的强烈愿望。

② 肠风：中医学病名。多因风热或湿热蕴结大肠，损伤阴络所致。常见大便下血如溅、其色鲜红、舌红脉数等症。

③ 澼：指垢腻黏滑似涕似脓的液体。

④ 风秘：病证名。由风搏肺脏，传于大肠，津液干燥所致便秘。其证大便燥结，排便艰难。

杂，虽浮但兼他脉。因此熟悉并掌握相兼脉脉象，临床上对疾病的诊断和治疗具有重要意义。

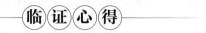

临证心得

若浮而数，多为热邪，如《伤寒论·辨脉法》云："脉有阳结阴结者，何以别之？答曰：其脉浮而数，能食，不大便者，此为实，名曰阳结也，期十六日当剧。"结，为凝聚不散的意思。阳结，由于热盛而至大便秘结不通，故脉象浮数。若浮而滑，多为痰等实邪，如伤寒论第138条所云"小结胸病，正在心下，按之则痛，脉浮滑者，小陷胸汤主之"，这里的小结胸证当为热与痰结所致，阳热有余故脉浮，痰盛故脉滑，痰热相结则脉象浮滑。若浮而涩者，多为气机不畅且有阴亏，如趺阳脉浮涩为脾约，麻子仁丸主之。若脉象时而浮、时而沉、时而有力、时而无力等杂乱无章脉象则为阴阳离决之死脉，故此脉者死。

芤脉论

夫芤脉者，芤似无力之滑脉也。缺然在指，重而按之又不见也，轻手举之宛然如前，此率气有余血不足也。盖血不能统气，有为傍[1]实中空若芤之状也。又曰血为荣，气为卫，荣行脉中，卫行脉外，故气不失其所，常则外卫而坚确者矣。设若血有所亏，则血不能荣行脉道，但见外坚内虚，而为傍实中空之象，故曰芤。然芤主失血而已，《脉经》曰"寸芤积血在胸[2]中，关内逢芤肠里痛，尺部见之虚在肾，小便遗沥[3]血凝脓[4]"，此芤主失血然也。又尝考之，左寸脉芤主胸中积血，右寸脉芤主衄血嗽血，左关脉芤主瘀积恶血，右关脉芤主呕血吐血，左尺脉芤主小便出血，右尺脉芤主大便出血，此芤脉见于三部者然也。又谓呕吐血出于

---

① 傍：通"旁"，旁边。《史记·淳于髡传》："执法在傍，御史在后。"
② 胸：原作"脑"，据《脉经》改。
③ 沥：原作"溺"，据《脉经》改。
④ 脓：原作"浓"，据《脉经》改。

胃，痰涎血出于脾，暴怒血出于肝，咳衄血出于肺，崩漏血出于经，咯唾血出于肾，淋沥血出于小肠，肠澼血出于大肠，溺涩血出于膀胱，此诸经失血之症然也。按此皆当芤脉主之，临症犹宜下文调治。

附芤脉形症治法

左寸脉芤，主心血虚也，其症咯血吐血，宜以清凉和血之剂，如归、芍、生地、黄连、贝母、犀角、侧柏之属。

右寸脉芤，主胸中作胀，气急作喘，咳嗽有痰，而咳吐脓血，或肺痿肺痈而咳吐臭痰，或鼻中衄蠛[1]而血来不止，是皆肺热之症，肺火妄行之故。治宜清肺降火之剂，如二母汤加芩、连、归、芍、百合、玄参、犀角、京墨、童便之属。

左关脉芤，此肝经积血之症也，盖肝主怒，而怒必伤肝，或大怒而捶跌胸胁，或拆[2]挫而瘀积其中，皆能令人积血也，必致胸胁作疼，呕吐恶心，饮食不入，肌肉肿胀，其初发时脉必芤而实，若久则脉必芤而虚，宜以破气活血之剂，如伤元活血汤，切不可与前症诊视之法同也。

右关脉芤，此脾胃失血之症也，盖脾裹血，脾胃一虚则血不能善存脾里，必致呕血而吐血矣，其症火动迫血妄行，少则碗许，大则倾盆，宜以凉血降火之剂治之，如四物汤加生地、芩、连、蒲黄、京墨、童便之类。设若去血过多，脉势空脱，手足厥冷，宜以四物汤加参、术、炒黑干姜及童便从治之类。

左尺脉芤者，主小肠失血也，其症小便赤溺，或浊带纯红，或经水漏下，或淋沥血肉，或咳唾津血，此皆失血之症也，宜以凉血养血之剂如四物汤加生地、黄芩、黄柏、地榆之属。

右尺脉芤者，主大肠积热过多而肠澼下血，或湿热瘀积而下痢脓血，或经水适来而崩中下血，是皆下焦血行之症，必以清血凉血之剂，如四物汤加参、术、芩、连、升麻、柴胡可也。

---

① 蠛（miè miè）：污血。

② 拆："拆"当作"折"，挫折、挫伤。

附录

尝谓：男子见芤，其寿不长；妊娠见芤，其胎必落。如妇女经行，有为血症[①]，芤脉全无；产后去[②]血过多，亦为失血，而芤脉不见。由是观芤之为症，可见损真血而不在去恶血也。所以胎前无实，宜以补血为主；产后无虚，宜以去血为要。治血之法虽用凉血降火之剂，至于止血亦宜平补调养之药。若夫过服寒剂，心脾有伤，狂妄欲水，是岂善调血证者乎？又尝论之，炒黑干姜亦可止血，以姜从热之性，使热从而治之者也。但可行于一时，犹难常用。如用寒药过多，血来不止，是以阳有所亏，阴无所附，以姜用之可也。丹溪曰：凡血久不愈者，宜用温剂。正此之谓矣。

芤脉体状

芤者，草也。草中有孔，如脉之芤，以见中空之状。又谓短而且小，浮于其上，如水中漂豆曰芤。又若滑而无力，少按可得，如疮中无靥[③]，亦曰芤。又有长芤，如肠中走水，举按之下嘶嘶然，自寸及尺，此为有余之芤，其症必衄血便血，或火动失血亦曰芤。

附芤脉主病

芤为失血，微芤为败血，实芤为积血，紧芤为瘀血，弱芤为崩血，芤

---

① 有为血症：据文义应为"有为失血症"。

② 去：除掉、减掉。

③ 靥：脸颊上的微涡。

暴①为痛血，芤数为脓血，芤长为有余之症，芤短为不足之症。又谓：微芤为失血之少，盛芤为失血之多。

回 点 评

芤脉的体状为"外坚内虚而为傍实中空之象"，乃因芤主失血，血不足而气有余，此时血不能统气。同时血为荣，气为卫，气行脉外，气有余时，气不失所职，故此时脉管周边坚硬而无弹性；而血不足，不能荣行脉道，脉道不充盈，按之中空；芤脉主血，可见于突发性大量失血，亦可见于血虚失血、亡精、肠痈和痈肿溃破等。如《脉简朴义》云："凡失精亡血脉必芤。"《外科精义》曰："芤主血虚，或为失血，疮肿之病，诊得芤脉，脓溃后易治，以其脉病相应也。"

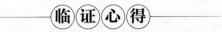
临证心得

临床中对芤脉脉形的体会至关重要，芤脉的脉象最早记载于《脉经》。《脉经》曰："芤脉，浮大而软，按之中央空，两边实。"简明扼要地说明芤脉的脉象具有脉位浮浅、脉体大而软、中空边实的特点，概括了芤脉的构成条件和脉形规范。而"两边""中央空"的具体涵义历来争论较大。《诊家枢要》曰："芤，浮大而软，寻之中空旁实，旁有中无，诊在浮举重按之间。"《濒湖脉学》曰："芤脉浮大而软，按之中央空、两边实，中空外实，状如慈葱。"《诊宗三昧》云："按之旁至，似微曲之状。"他们均认为"两边"即"两旁"，同时认为中空应该是一种空软、不足的感觉，而《脉诀》《察病指南》等把芤脉的中空记载成"全无"则是错误的。如今，结合西医学，认为芤脉一般是在大失血的情况下出现的，血脉的内容物即血液减少，血液对血管壁的压力亦减小，同时由于失血反应，血管壁的紧张度稍增强，在指压切脉中取时，上部之脉管已经按下，搏指之力顿减，而左右两边之脉壁抗指之力尚存，就形成两侧相对明显而中间空软的感觉，即"中央空，两边实""如按葱管"。

---

① 暴：突然而剧烈。

滑脉论

夫滑脉者，滑体如珠，泛泛然在上，主四肢困惫①，脚手酸疼，小便赤涩。《脉经》曰：滑而有力，滑之大也；滑而无力，滑之小也。小则主呕，大则主痰。又有滑而匀者，有为妊娠不安，又为恶心饮食不入。滑而数者，主风寒乍往乍来；滑而弦者，主伤风咳嗽；滑而细者，在肥人多有之，乃为湿痰之症。是以诊症分辨，俱在活法。大抵左寸脉滑，主恶心头眩，此滑之小也；又云"单滑心热别无病"，此滑之大也。右寸脉滑，主咳嗽有痰，此滑之小也；又云"沉紧相兼滑。仍闻咳嗽②声"，此滑之大也。左关脉滑，主气郁生痰，此滑之小也；又云"滑因肝热连头目"，此滑之大也。关脉滑，主胃寒呕逆，此滑之小也；又云"单滑脾家热、口臭气多粗"，此滑之大也。左尺脉滑，主遗精白浊，此滑之小也；又云"脉滑，小便涩淋，痛苦赤骍③"，此滑之大也。右尺脉滑，主腹鸣泄泻，此滑之小也；又云"滑弦腰脚重，因知是骨蒸"，此滑之大也。由是观之，滑之为脉，虽有小大之殊，然其理则一也。临症之时，当潜心诊求，自有得乎真知之妙而造道乎巧切之域也。今但指其要略而言，尤有精微之极处，非特一言而可以穷尽者哉。

▣ 点 评

脉滑有力亦或无力、滑之大或滑之小，在于体内是否有实或有热也。有实则邪更盛也，如右寸脉滑大则咳嗽欲脱；有热则脉大也，如右关脉滑大则脾家热非寒、左尺脉滑大则下焦湿热非虚。

---

① 困惫：不能动弹。

② 嗽：原脱，据《脉经》补。

③ 骍（xīng 星）：赤色的马和牛，亦泛指赤色。

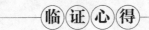

滑脉如盘滚珠，本身就是一种"实"脉，时常大小较难区分，应结合他部脉象或本脉所现之症辨别滑脉之大小。如左寸脉滑，大小难分，而《脉诀汇辨》书："左寸滑者，心经痰热。"《脉诀乳海》云："滑为水中之火，相火脉也。今见于心部，别无兼见之证，则为君臣道合，不过为之心热而已。"因此临床时可通过是否舌尖红或小便赤或口舌生疮等加以确认或排除，切不可以一概全。

附滑脉形症治法

滑脉大者，多因痰热之症也。咳嗽有痰，中气满门，治宜清痰降火为要，如芩连二陈汤可也。

滑脉小者，多因寒呕之症也。主中气不清，见食而呕，宜温中健脾之剂治之，如二陈汤加白术厚朴。若风寒而见滑脉，必内伤生冷、外感风寒，其症呕吐恶心，恶寒发热，宜以温中散寒为先，与之苍朴二陈汤加吴茱萸、炒黑干姜之类。

若妇人脉滑者，多主妊娠者，何也？盖小儿之脉，气血未定，有似雀啄，或滑而数，或滑而流利，此有余之形见也。又妇人妊娠，亦为有余，《脉经》曰"小儿之脉已见形，数月怀躭[1]犹未觉"，正此谓也。其症主心烦恶心，饮食不入，肢体昏倦，精神怠惰，此为子母气血并旺之症。《脉经》又曰"往来三部通流利，滑数相参皆替替[2]"，亦此意也。宜宽胎顺气为主，与之四物汤加枳壳、白术、香附、苏梗之类。

若肥人多滑脉，滑主有痰者也。其症痰涎壅盛，中气不利，宜以清痰为主治，用二陈汤加枳、桔或枳术丸加芩、连、曲药、橘、半之类。

---

① 怀躭（dān 耽）：指怀孕。

② 替替：交替诊脉。

点 评

滑之大者，多因痰或热，当以清痰降火为要，如半夏、黄芩之品；滑之小者，多为寒痰或寒，当以以温为要，如苍术之品。无论滑脉或大或小，皆因中焦失司，或亢或弱。妇人妊娠之脉滑者，气血未定，往返不若常态故滑也。肥人脉虽滑然多无力。

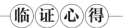

滑脉不一定都是病脉，亦可见于正常人，如《景岳全书》曰："若平人脉滑而和缓，此自荣卫充实之佳兆。"滑脉亦多见于妊娠者。妊娠期间，胎元内寄，影响脉气，亦可出现生理性滑脉，是气血旺盛养胎之象，如《诊家正眼》云："滑而冲和，娠孕可决。"《胎产心法》曰："凡妇人怀孕，其血流气聚，胞宫内实，故尺阴之脉必滑数。"同时妇人或女子除妊娠之外，若见左关脉滑，重按有力，来势动搏，多为经期将至或正值此期；若重按较无力，去势如潮退，多为月经方去不久。《格致余论》提出"肥白人多湿""肥白人，多痰饮"，肥胖者多见痰湿体质，亦常见滑脉，这也属于生理性滑脉，但值得注意的是肥人脉滑然多弦细或细弱，何也？因痰浊壅盛，阴亏气虚（气亦不畅）是也。

附滑脉体状

滑者如有力之短脉，举按皆然，圆圆转转之象，故滑。

附滑脉主病

滑为痰呕，滑主壅[1]多，滑数为痰热，滑疾为有孕，弦滑为寒，浮滑为风痰，洪滑为痰火，沉滑为气[2]，微滑为干呕，细滑为呕吐，濡滑为湿痰。

---

[1] 壅：堵塞。
[2] 气：痰气郁阻。

实脉论

夫实脉者，实主闪朒[1]。盖闪朒之症，气之实也，实主诸痛；盖诸痛之症，气之实也，实主吐下；盖吐下之症，气之实也。是故本经气郁之症，虚则补，实则泻，故凡见于气之实者，宜以泻之、开之、破之、散之、通之、利之，此医家不易之法也。若闪朒者，虽气之实，然本气之结也，宜以开结之剂治之。若诸痛之症，经曰"通则不痛，痛则不通"，虽气之实亦由气之积也，宜用散积之药行之。又有疮疡肿毒当初发时，虽气之实，亦由气之聚也，宜以祛毒之药破之。亦有伤寒当下之际，脉沉实者可下，皆由气之秘也，亦由气之实也，宜以开秘之药通之。痰涎壅盛，塞不能开，而由气之郁也，亦大气之实也，宜以导痰之剂吐之。又有癥瘕积聚瘰疬结核等症，气之结也，亦气之实也，宜以行气开痰之药除之。

尝考《脉经》曰"伏阳在内，脾虚不实[2]"，正此意也。大抵实者实也，如诚实之人而无虚伪之事也。是以指下寻之不绝，举之有余。曰"实主伏阳在内"，若阴中蓄阳也，阴得阳则合而不行，故常饮食不思，有为脾虚之症，而致四体劳倦者也，非谓脾虚不实而脾胃有虚之谓乎？

附实脉形症本旨

左寸脉实者，盖左寸心部也，心脉实则火旺而气盛，故曰"舌强心惊语话难"。

右寸脉实者，盖右寸肺部也，肺脉实则金盛而毛焦，故曰"更[3]和[4]咽有燥"也。

---

① 闪朒："朒"当作"衄（nǜ 衄）"，扭伤筋络或肌肉。

② 实：《脉诀刊误·七表》《脉诀乳海·实脉指法主病》均作"食"。

③ 更：复，还。

④ 和：连带。

左关脉实者，盖左关肝部也，肝脉实则肝气旺而目痛，故曰"目痛昏昏似物遮"也。

右关脉实者，盖右关脾部也，脾脉实则脾气旺而中消，故曰"消中脾胃虚"也。

左尺脉实者，盖左尺肾部也，肾脉实则肾气闭而为癃，故曰"小便难往通"也。

右尺脉实者，盖右尺者命门，三焦火也，火脉实则阴虚而腹胀，故曰"腹胀小便都不禁"也。

附实脉体状

实者，确实而不虚也。按之不绝，迢迢而长，动彻有力，不疾不迟，如诚实之象，故曰实。

附实脉主病

实为呕，实为痛，实为肿，实为郁，实为痰，实为积聚，实为腹痛，实为淋沥，实为癃闭，实为咽痛，实为闪肭，实为脾虚，实为吐下，实为癥瘕、痈肿、疮疡、瘰疬、结核、斑疹等症。

回 点 评

实脉，究其根本是为气实也，如《景岳全书·正脉十六部》云："实脉，邪气实也，举按皆强，鼓动有力。"然气实亦有多种表现，如气结、气郁等皆为气实，实者、无虚也，非涩、结、郁且弱之脉也。治实脉气实之法，总归于须气得行、血得通，泻之、散之、通之等法皆是此意也。

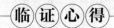

实脉之证，应使其气不实，即以舒畅气机为大法，然亦各部脉象相参以知药量大小，如右关脉实、弦紧，重按则非有力之象，故柴胡类疏肝之品不可过也，因疏肝亦为泄肝之气也，自当小量。

弦脉论

夫弦脉者，指下寻之，状若筝弦，时时带数，曰弦。盖弦、数一类也，数为热，而弦亦主热，故曰有热则助弦，而无热不生数也。若弦数必生热，此弦之小也；又曰有热则气盛，气胜则脉弦，所以脉如弓弦之急，热来助气之胜，此弦之大也。由是而推，吾知浮弦为风热，微弦为内热，沉弦为里热，伏弦为骨热，洪弦为火热，弦滑为痰热，弦涩为血热，弦之缓为客热，弦之迟为寒热，弦之紧为表热，弦之急为食热，弦之软为湿热，弦之细为劳热，弦之长为积热，弦之短为虚热，弦之促为喘热，是皆弦之为病，而热必本于弦也。宜以治热之剂施之，则弦脉自退者矣。是人难分于三部九候，而亦难辨于十二经之形症也。善察脉者，然惟随热治之可也。大抵弦脉应于春而象于木，乃肝家之本脉也，且如左寸脉弦是母临子位，主头眩心胸急痛，此弦时心急又心悬也。右寸脉弦是妻乘夫位，夫不受邪，干于大肠，主咳嗽秘结，此弦冷肠中结也。左关脉弦为本部正脉，故曰"肝软并弦本没邪"。若上下俱弦，即弦紧之弦也，又曰"三部俱弦肝有余，目中疼痛苦弦虚，怒气满胸常欲叫，翳蒙瞳子泪如珠"。右关脉弦，乃夫乘妻位，木来侮土，脾虚不食之症。故曰"若弦肝气盛，防食被机谋[1]"。左尺脉弦，乃子临母位，为虚邪之症，主小腹急痛，《本经》云"滑弦腰脚重"是也。右尺脉弦，乃木乘火位，厥阴寒蓄下焦，妄动虚邪，主小腹急疾，小便胀痛，《本经》云"腹胀阴疝弦牢"是也。

---

[1] 此处"防"又作"妨"，此句为妨碍饮食的意思。

附弦脉形症治法

设若风热之症，如头风旋运，面赤牙壅，喉痹乳蛾，疮疡燥痒等类，皆主浮弦之脉，宜以驱风清热之剂，如消风散、凉膈散合而用之。

若内热之症，如四肢倦怠，骨节酸疼，手足心热，小便赤涩，必微弦之脉主之，宜以补养心脾之剂，如四物汤加知、贝、参、术之类。

若里热之症，如伤寒当下之时，脉势沉弦而有力，是谓里热之胜也，宜以承气汤、大柴胡汤量用治。若骨热之症，是谓蒸骨劳热也，其症午后日晡而发自汗，盗汗而身凉，百节酸疼或恶寒而乍发，是皆浮弦之脉以主之也，治宜十全大补汤或补中益气汤可也。

若火热之症，其症自火而发，身热而烦，目赤气急，口干欲饮水浆，扬手不欲近衣，或谵语狂妄，或时发时止，皆洪弦之脉主之也，宜以承气汤或三黄石膏汤择而用治。

若痰热之症，必中气不清，咳嗽不利，痰涎壅盛，气急作喘，其脉弦滑主之，宜以芩连二陈汤。若血热之症，乃血虚而生热也，其症去血过多，阴虚阳盛，以致骨节酸疼，肢体倦怠，步履艰难，耳目昏聩，弦涩之脉主之也，宜以四物加参、术、知、贝、茯苓、甘草之属。

若客热之症，与火热、虚热、潮热俱相似，然皆弦脉，何也？盖弦主热也。客热之症，如客之往来而无寒即热也；火热之症时发时止，而热之不常也；虚热之症乍寒乍热，而热无定准也；潮热之症，如潮汐之来，有时而发，因汗而解也。各有正条不赘①。惟客热症，如客往来，不寒就热，无汗而退。其症皆因元本空虚，邪流肌表，欲出不出，进退两难，邪正相争，有如宾客往来之状，故谓之客热，脉来弦缓是也，初宜人参败毒散，次则小柴胡汤，久则补中益气汤可也。

若弦迟之脉，发而为寒症，以其弦迟多寒也，其症发热恶寒、头疼骨痛、呕吐恶心，致为内伤外感之症，宜以温中散寒，如苍朴二陈汤加干姜、茱萸。

若弦急之脉，有为食热之症，以其人迎紧盛，食必伤也，又谓紧为

---

① 不赘：不作过多阐述。

痛，弦紧之脉，乃邪正相搏，作痛而生热也，宜以驱风消导之剂，如二陈汤加曲药、山楂、紫苏、厚朴之类。

若湿热之症，发热恶寒，中气不清，肢体倦怠，腿足酸疼，或黄疸，或脚气，而发作寒热；或脑①痞，或湿痰，而积滞不清。是皆弦软之脉主之也，宜以二陈汤加苍、朴、羌活、白芷之类。虽有表热，不可大发其汗，多汗则湿愈甚也。

若劳热之症，其热不大，皆因内伤元气致使正气空虚，虽有热助其脉，细弦而数，亦不能大而有力也。其症肢体劳倦，百节烦疼，口中无味，腹内不和，宜以补养之剂，如补中益气汤可也。

若表热之症，其脉弦紧，何也？此症外感风邪、头疼骨痛、四肢拘急、恶寒发热，而热胜助脉之紧，寒胜助脉之弦也。宜以解表清热为急，如参苏饮、十神汤、麻黄汤随其症之轻重择而用治。

若积热之症，其脉弦长，何也？盖热积于内则邪盛而正虚，致使四肢消瘦、腹胀多食、皮毛枯槁、形体衰弱。宜用清热去积之剂，如二陈汤加黄连、厚朴、枳实、黄柏之类，若虚者加参、术，实者加棱、术。

若虚热之症，其脉弦短，何也？盖短者气之虚，弦者热之盛，然邪盛而气虚，其症日晡发热洒淅，恶寒头眩，骨痛，肢体羸弱，或咳嗽而无痰，或足痿而难步。治宜扶元固本之剂，如八物汤、十全大补汤。

若喘热之症，其脉弦促，何也？盖弦主热，若热盛而助气之盛，则令人喘也，其症咳嗽不利，痰涎壅盛，皆因表邪不清，痰热太盛，故耳治宜驱邪解表之剂，如枳桔二陈汤加桑、杏、厚朴、紫苏之类，痰甚者三拗汤亦可，如自汗者不治。若见短促虚促之脉，用参术之剂补之，不在弦促之例。大抵喘热之症，弦促可治，短促难治，虚促不治，宜慎详之。

附录

夫弦者，弦也，有似筝弦之弦，有似弓弦之弦。盖筝弦者如拨筝弦，时时带数，有若弦数之象也。弓弦者弦似张弓，按之紧急，有若弦紧之

---

① 脑：据文义当作"胸"。

体也。《脉经》云"弦脉为阳状若弦，四肢更被气相煎，三度解劳方始退，常须固济下丹田"，此断弦数之弦也。"寸部脉紧一条弦，胸中急痛状绳牵，关中有弦寒在胃，下焦停水满丹田"，此断弦紧之弦也。观此二节，则弦数有为劳热，弦紧有为寒热。若劳热者，属虚寒热者，实此弦脉有虚实之不同，如《脉经》分筝弓之各异，必治者须熟读详玩，乃得《脉经》之本旨也，使治弦之法亦可得领于心矣。

弦脉体状

弦者弦也，有似弦状，按之不移，举指应手，端直如弦，故曰弦。

弦脉主病

弦为热，弦为痛，弦为呕，弦为疟，弦为积，弦为聚，弦为痃癖^①癥瘕等症，其脉阳中伏阴，邪入于里，与正气交争，外症拘急，寒热有弦之象也。

点　评

弦脉，有似弦状，按之不移，举指应手，端直如弦。弦与数往往同时出现，因为数主热，弦亦主热。需要注意的是，热则助气之盛，气盛则脉弦，由此可知从弦脉的相兼特征可推断热的性质。如浮弦为风热，微弦为内热，沉弦为里热，伏弦为骨热，洪弦为火热，弦滑为痰热，弦涩为血热，弦缓为客热，弦迟为寒热，弦紧为表热，弦急为食热，弦软为湿热，弦细为劳热，弦长为积热，弦短为虚热，弦促为喘热。左右三部脉弦又有不同的主病，左寸脉弦是母（肝木）临子（心火）位，主头眩心胸急痛；

① 痃癖：脐腹偏侧或胁肋部时有筋脉攻撑急痛的病症。其病因多因饮食失节、脾胃受伤、寒痰结聚、气血搏结而成。

49

左关脉弦为本部正脉；左尺脉弦，乃子（肝木）临母（肾水）位，主小腹急痛；右寸脉弦是妻（肝木）乘夫（肺金）位，主咳嗽秘结；右关脉弦，乃夫（肝木）乘妻（脾土）位，木来侮土，脾虚则不食；右尺脉弦，乃木乘火位，厥阴寒蓄下焦，主小腹急疾，小便胀痛。弦脉主热证、痛证、呕吐、疟疾、食积、癥瘕等病证。

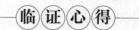

弦脉多主热，因兼夹邪气不同，脉的相兼特征也有差异，治亦不同。如风热之症主浮弦之脉，宜以驱风清热之剂；内热之症，必微弦之脉主之，宜以补养心脾之剂；里热之症，脉势沉弦而有力，宜以承气汤、大柴胡汤用治；骨热之症，浮弦之脉以主之，治宜十全大补汤或补中益气汤；火热之症，皆洪弦之脉主之，宜以承气汤或三黄石膏汤择而用治；痰热之症，其脉弦滑，宜以芩连二陈汤；血热之症，弦涩之脉主之，宜以四物加味；弦急之脉，为食热之症，宜以驱风消导之剂；湿热之症，皆弦软之脉主之，宜以二陈汤加味；劳热之症，皆因内伤元气致使正气空虚，脉细弦而数，宜以补养之剂；若表热之症，其脉弦紧，宜以解表清热为急；积热之症，其脉弦长，宜用清热去积之剂；虚热之症，其脉弦短，治宜扶元固本之剂；喘热之症，其脉弦促，治宜驱邪解表之剂。本处所论述已较为完备，临证可详参之。

紧脉论

夫紧脉者，气之紧盛者也，主风气伏阳，上动化为狂病。是故紧脉之症，皆由邪正相搏，攻彻气血，动击脉道，有为紧盛之势见也。故紧则主痛，凡诸痛之症，脉必见于紧者是也。吾闻寸脉紧而为心痛，关脉紧为胁痛，尺脉紧而为腹痛。又曰"气口[1]紧盛为食痛"，主脐以上胃口作痛也。人迎紧盛为寒痛，主体受风寒而一身尽痛也。又有浮紧为之风痛，沉紧为

———

① 气口：切（按）脉的部位。此指右手寸部脉。左为人迎，右为气口。

之气痛，洪紧为之火痛，是皆紧脉之主症也。尤宜痛法治之可也，如风则驱之，气则清之，寒则温之，火则降之，伤食作痛者消导之，此治痛不易之良法也。夫如是，使邪可去而痛可止，气可顺而紧可和矣。治紧之法岂不在是哉？

附紧脉形症本旨

左寸脉紧者，紧急也，故曰："寸脉急而头痛"。

右寸脉紧者，此"沉紧相兼滑，仍闻咳嗽声"。

左关脉紧者，此"紧因筋急有些些"。

右关脉紧者，此为"有紧脾家痛"也。

左尺脉紧者，又谓"浮紧耳应聋"。

右尺脉紧者，"紧则痛居其腹"也。

此《脉经》所谓：紧之为病多因痛，居八九也。

紧脉体状

紧者，紧而有力也，其势紧急不缓，按之盛，举之大，有若洪数之状，故曰紧。

紧脉主病

紧为痛，紧为寒，浮紧为伤风，弦紧为伤寒，沉紧为气痛，洪紧为大痛，浮滑而紧为痰痛，短数而紧为虚痛，弦涩而紧为血痛，实大而紧为闪肭作痛，实紧而数为肿毒作痛。

回 点 评

紧脉，紧而有力，其势紧急不缓，按之盛，举之大，有若洪数之状。由邪正相搏、攻彻气血、动击脉道所致，故有紧盛之势。因此，紧脉多主痛，凡诸痛之症，脉必紧。从左右三部脉而言，左寸脉紧多头痛，左关脉紧因筋急，左尺脉浮紧则耳聋，右寸脉紧而沉滑则见咳嗽声，右关脉紧则脾痛，右尺脉紧则腹痛。

临证心得

紧脉主见于寒闭气机，包括表寒闭遏卫阳、寒邪凝结气机、寒邪内闭阳气，因为寒性凝泣收引，脉则绷急而紧，左右弹指，其他病邪如热结、饮食、痰浊、水结、结石等也可见紧脉。

洪脉论

夫洪脉者，脉之洪大者也，举之有余，按之盛大，三关满度盈指来者曰洪。此脉见于上部，主头疼目红，四肢浮热；见于下部，主大便不通，燥热粪结；见于中部，主口舌干燥，遍身疼痛。吾观洪脉为症，洪主火，洪主热，故曰：邪有余即是火，又曰：邪气盛则生热也。然火之为病，谓之痰火；热之为病，谓之风热。是故火炎上行，居右寸而洪大者，非中风即痰火也；居左寸而洪大者，非风热即风痰也。虽然洪为心家本脉，而心脉大洪则心神必乱，故曰"狂言满目见鬼神"也。又曰"当其巳午，心火而洪"，岂为夏时之正脉也。若曰"遇其季夏自然昌"，有论洪脉见于夏时可也。然而洪主火，洪主热，夏月洪大之脉，未必不由火热为病也。况炎暑之令，当夏盛行而火热之病，遇夏必重，岂可概言洪大之脉而为夏令之本脉乎！治者若取因时之脉见于当夏之时，但微洪可也，洪缓亦可也，或兼他脉而洪大者亦可也。至若六脉俱洪脉，经曰"三部俱数心家热，舌上生疮唇破裂"，此又不可不知。诊者临症之时熟读详玩，次第辨之，终无失也。

附洪脉形症本旨

左寸脉洪，主心火盛，而头面躁热，虽为顺候，亦惊惧也，故曰"顺候脉洪惊"。

右寸脉洪，主肺火盛，而咳嗽气促，乃为逆候，火克金也，故曰"反即大洪弦"。

左关脉洪，主肝火盛，而目赤肿痛，子乘母位，为实邪，故曰"若得夏脉缘心实，还应泻子自无虞①"。

右关脉洪，主脾火盛，而谵语、心脾痛，母临子位，为虚邪，故曰"如邪勿带符"。

左尺脉洪，主膀胱有热，故曰"小便难往通"。

右尺脉洪，主三焦客热，故曰"赤色脚酸疼"。

洪脉体状

洪者大也，洪大而有力也。洪与实，而形体相同，但洪则力大，而实则细实也。洪与紧，而形体相似，但洪则宽洪，而紧则数大也。

洪脉主病

洪为躁热，洪为烦满，洪为咽干，洪为火热，洪为大小便不通，洪为目赤口疮，洪为喘急，洪为皮瘦毛焦，洪滑为痰火，洪弦为大热。

---

① 无虞：没有忧患。

回 点 评

洪脉，举之有余，按之盛大，浮中沉取均宽大有力。洪脉多见于火热之证。从左右三部脉而言，左寸脉洪主心火盛，出现头面躁热、惊惧等表现；左关脉洪主肝火盛，出现目赤肿痛等表现；左尺脉洪主膀胱有热，可出现小便难之症。右寸脉洪主肺火盛，而咳嗽气促；右关脉洪主脾火盛，而谵语、心脾痛；右尺脉洪主三焦客热，面色赤、脚酸疼等表现。

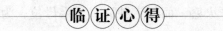

临证心得

洪脉的形成机制最常见的是热盛，外邪入里化热，或五志化火，或痰、湿、食积、瘀血郁而化热等。洪脉多见于外感热病的极期阶段，如伤寒病的阳明经证阶段、温病的气分阶段。而久病虚劳等有出现类似洪脉的表现，是阴竭阳越的危候，其脉象之洪必然是浮取盛大而沉取无力无根或躁疾，与洪脉不同。

卷之六

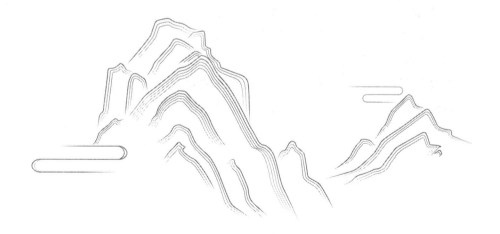

脉经八里

微脉论

夫微脉者，指下寻之似有如无，隐隐而来，有如细丝之状，按之而无力者是也。《脉经》曰：败血①不止，面色无光，宜以养气和血之剂治之。若夫"微脉关前气上侵，当关郁结气排心，尺部见之脐下积，身寒饮水即呻吟"，亦为阳虚阴结之脉，宜以开郁抑阳可也。二者之间不可混论，当以气血分之。然血不足则面色无光，气不足则郁结不开者矣。

附微脉本旨

左寸脉微，主心经虚寒，故谓"阳微浮热②定心寒"。

右寸脉微，主肺经本脉，故谓"微浮兼有散，肺脉本家形"。

左关脉微，主肝气虚败，郁结不散，故曰"当关郁结气排心"。

右关脉微，主脾气不行，故曰"微即心下胀满"。

左尺脉微，主阴寒不清，故曰"微则肚痛无瘳③"。

右尺脉微，主脐下有积，故曰"身寒饮水即呻吟"。

---

① 败血：指败坏之血。多指溢于血管外，积存于组织间的坏死血液。又叫恶血。

② 热：《脉经》作"弱"。

③ 瘳（chōu 抽）：病愈。

微脉体状

微，不显也，依稀轻细，若有若无，为气血俱虚之候，故曰微。

微脉主病

微为虚弱，微为虚汗，微为败血，微为白带，微为淋沥，微为郁结不食，微为饮食不化，微为脏冷泄泻，微为虚风，微芤为损血，微滑为虚疾，微弦为虚热，微洪为虚火，微弱为虚气，微微来如蛛丝，此阴气衰败脉也。

🔲 点 评

微脉，应指似有如无，隐隐有如细丝，按之无力。气充于脉道，气不足则不行，故气滞郁结；血亦充于脉道，血不足则脉不充；而阳气衰微则鼓动无力。故微脉主气血俱虚，又为阳虚阴结之脉。然而微脉的形成机制有时也要分气血，如面色无光而脉微是血不足，郁结不开而脉微则是气不足。而根据两手脉三部的不同，微脉所主病机也有差异，如微脉见左寸部，为上焦阳气衰而阴气上逆，故有寒气冲心的表现；见左关部，是肝气不足而气郁不行，也能影响到心；见左尺部，是下焦之肾阳衰而阴寒，故有腹痛。微脉见于右寸是肺脏本脉；见于右关，是为脾气不行，故见心下胀满；见于右尺是元阳衰，故见身寒、水饮停止以及疼痛呻吟的表现。微脉常见于虚汗、瘀血、白带、淋沥、食积、泄泻、虚损等病。

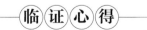

临床见之微脉，大抵以补气养血扶阳之法。亦可根据其见于寸关尺的具体部位，结合对应的脏腑进行论治，且要根据疾病之新久进行综合判断，如久病脉微是气血衰微，而新病脉微则见于阳气暴脱。伤寒之少阴病寒化证多见微脉，是心肾阳衰的表现，用四逆汤、白通汤等治疗。

沉脉论

夫沉脉者，脉存于下，举指全无，按之可得，是谓之沉也。主中气不清，痰涎不利，胁肋作疼，手足时冷。大抵脉之沉者，沉主气也，《脉经》曰"下手脉沉，便知是气"者，此也。又曰气闭于中，脉沉于下，俱可详矣。吾尝考之，沉滑多痰，沉涩少血，沉紧多痛，沉实当下，沉迟多寒，沉数多热。又谓沉细而滑，此痰之不利也；沉濡而弱，此湿之不清也；沉短而涩，此气滞其血也；沉紧而弦，此气痛[①]生热也。是皆沉之为病，善治者当因气而推之可也，然则脉之沉者，舍气[②]不足为论。

附沉脉形症本旨

左寸脉沉，是水克其火，故曰"沉紧心中逆冷痛[③]"。

右寸脉沉，是金生乎水，故曰"皮毛皆总涩，寒热两相承"，又曰"下手脉沉，便知是气"。

左关脉沉，是水临木位，气郁于肝，故曰"当关气短痛难堪"。

右关脉沉，是水乘土位被水伤，故曰"沉兮膈上吞酸"。

左尺脉沉，沉主水也，乃肾家之本脉，故曰"沉滑当时本"。

右尺脉沉，主水胜火衰，乃腰脚沉重，故曰"沉乃疾在其腰"。

沉脉体状

沉，不浮也。轻手不见，重按乃得，为阴逆阳郁之候，故曰沉。

---

① 气痛：病证名。指气滞三焦所致的疼痛。

② 舍气：脉内所藏之气。

③ 逆冷痛：原脱，据《脉经》补。

沉脉主病

沉为气，沉为寒，沉为停饮，沉细为少。

沉为水，沉为逆冷，沉为洞泄[①]，沉紧为腹痛。

沉伏为霍乱，沉迟为痼冷[②]，沉数为郁热，为胀满，沉滑为呕吐，沉弦为心腹冷痛，沉细而滑为骨蒸热。

点 评

沉脉，轻手不见，重按乃得，多为阴逆阳郁之候。沉者，水之性也，水性阴冷趋下，则脉道沉匿。沉脉也与气病密切相关。从左右三部脉及脏腑关系具体而言，左寸脉沉是肾水太过制约心火，导致心中逆冷痛；左关脉沉，是肾水临于肝木，导致肝气郁滞出现疼痛；左尺脉沉，是肾脏本脉。右寸脉沉，是肺金过寒，肺气不通；右关脉沉，是肾水乘于脾土，导致脾脏功能受损出现吞酸的表现；右尺脉沉，是肾水寒而火衰，导致腰脚沉重。沉脉主要见于寒证、水饮、泄泻、腹痛、霍乱等病。

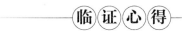

沉脉，主里证，又分虚实。邪郁在里，气血内困，则脉见沉象。若病邪内郁，正邪相搏于里，脉沉而有力，为里实证；若脏腑虚弱，气血不充，脉气鼓动乏力，脉沉而无力，为里虚证。从沉脉与气的关系而言，脾胃为气机中枢，中焦之气宣通，则三部之气条达，而脉道自无沉匿。

---

① 洞泄：即泄泻，此处可指阴盛内寒所致的泄泻。

② 痼冷：病证名。系寒邪久伏、固滞于肠胃，阳气郁结的病证。

缓脉论

夫缓者，和缓也。脉之和缓，气之中和，吾知人以胃气为本，脉以和缓为良。《脉经》曰"四至五至，平和之则"，亦欲胃脉和缓之理也。然又考之，凡缓脉之见，不可见于纯缓，如缓而兼四时之脉可也，缓而兼五脏之脉亦可也，否则徒缓而不兼，犹《脉经》所谓"但弦无胃气曰死"，"肝脉纯缓者亦曰死"。又曰"缓脉关前搐项筋"，缓者，迟缓也。心脉缓，是谓阴乘阳位，有为筋搐^①之兆。"当关气结腹难伸"，亦缓者，迟滞也。关脉缓，主气滞而稽迟，有为腹胀之症，而气亦难伸之意也，二者之间故有迟缓之别，非曰和缓而合胃脉之论也。虽然仲景云：伤寒以缓为和，主病退；杂症以缓为迟，主病进。此缓之脉又不可以侧推者矣。诊治之下，若以缓而推治其详，然则缓而和者曰平，缓而迟者曰病。

附缓脉形症本旨

左寸脉缓，左寸者，心也。心脉宜急而不宜缓，心脉缓则心气稽迟而不行，故曰"缓脉关前搐项筋"。

右寸脉缓，右寸者，肺也。肺主皮毛，若肺脉缓而不舒，故曰"缓即皮顽之候"。

左关脉缓，左关者，肝也。肝主畅茂条达，反见缓脉，有不能发越其气，故曰"当关气结腹难伸"。

右关脉缓，右关者，脾也。缓为脾家之正脉，故曰"顺时脉缓慢"。

左尺脉缓，左尺者，肾也。肾脉缓则肾不得令，土乘水位，故曰"夜间常梦鬼随人"。

右尺脉缓，右尺者，三焦也。三焦主火，而见缓脉，是谓邪风积气来冲背，故曰"肾间生气耳鸣时"。

---

① 筋搐：筋脉痉挛抽搐。

缓脉体状

缓，不速也，来往纤缓，不得通畅，气血衰弱之候，故曰缓。

缓脉主病

缓为风，缓为虚，缓为弱，缓为痹，缓为湿，缓为痛不能移，缓为项强，缓为脚弱不能行。

浮缓为风，沉缓为气血虚，弦缓为表不尽，洪缓为虚火，迟缓为逆冷，浮缓为不仁，"三部俱缓脾家热，口臭胃翻长呕逆，齿肿断①宣注气缠，寒热时时少心力"。

点评

脉缓，本为和缓、平和之意，是有胃气的表现。但脉又不可纯缓，否则为病脉。缓脉作为病脉的概念，则为来往纤缓，不得通畅，气血衰弱之候。从左右三部脉而言，左寸候心，心脉宜急而不宜缓，心脉缓则心气稽迟而不行，而心主血脉，血脉不通则有抽搐之症；左关候肝，肝主畅茂条达，反见缓脉，是肝不能发越其气，肝气郁滞则见腹痛痉挛；左尺候肾，肾脉缓则为土乘水位，可见夜间睡眠噩梦连连。右寸候肺，肺主皮毛，若肺脉缓而不舒，则可见皮肤硬而不软的表现；右关候脾，缓为脾脏的本脉；右尺候三焦，三焦主火，而见缓脉，是各种邪气干扰肾气，导致肾气上冲出现耳鸣之症。缓脉可见于风病、湿病、痹病、痿病等疾病。

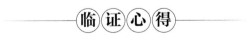

缓脉，主气血衰弱之候，是中焦脾胃的本脉。脾胃为气血生化之源，

---

① 断：据文义当作"龈"。

临床见缓脉，可以围绕脾胃进行论治。如气血不足之证可见缓脉，治宜健脾益气以补中，中焦安则气血生化有源，濡养全身。缓脉又主风痹之疾，痹者风寒湿三者合而成也，亦可以健脾为主，气血足则邪不可干，兼以祛风寒湿，则痹自去矣。缓脉兼夹它脉者，皆可遵循此法，从脾胃入手，加以驱邪，大可奏效。

涩脉论

夫涩脉者，盖涩滞也。脉所以荣行经络，今则涩滞而不行，非惟内无所养，亦且外无所荣，而积血亏虚之症必生矣。《脉经》曰"涩则元虚血散之"，又曰"妇人有孕胎中病，无孕还须败血成"，此论涩脉之理亦甚明矣。

吾尝因是而推之，涩者血之虚也，而必以补血为要；涩者气之少也，又必以养气为先。又若浮涩者血虚而生风，沉涩者血虚而气滞，弦涩者血虚而生热，迟涩者血虚而生寒，濡涩者血虚而乘湿[1]，短涩者血虚而少气，缓涩者血虚而无力，微涩者血虚而气弱。又有涩数者血虚而动火，涩滑者血虚而生痰。此涩之为病也，然则治者当先调其血室，使血无所亏；次养其精血，使血从气化，夫如是，余症自可痊矣！非所谓治涩之妙法乎？

附涩脉形症本旨

左寸脉涩，主血虚也，乃心血虚也，故曰"涩无心力不多言"。

右寸脉涩，主气少，乃肺气少也，故曰"涩而气少"。

左关脉涩，乃肝虚不能藏血，故曰"涩则元虚血散之"。

右关脉涩，乃脾虚不能裹血，故曰"食不作[2]肌肤"。

左尺脉涩，乃精血不足，故曰"脉涩精频漏"。

---

① 乘湿：被湿气所染。

② 作：濡养。

右尺脉涩，乃下元虚冷，故曰"体寒脐下作雷鸣"。

涩脉体状

涩，不滑也。虚细而迟，往来不利，三五不调，如雨沾沙，如刀刮竹，为气虚血少之候，故曰涩。

涩脉主病

涩为气虚，涩为血少，涩为吐衄过多，涩为伤精损血，涩为妊娠不安，涩为经漏。

◻ 点 评

涩脉，虚细而迟，往来不利，三五不调，如雨沾沙，如刀刮竹，为气虚血少之候。从左右三部脉而言，左寸脉涩，为心血虚，故言语无力；左关脉涩，是肝虚不能藏血，可见各种肝血虚的见症；左尺脉涩，是精血不足，多是肾精耗损过多的表现。右寸脉涩，为肺气少；右关脉涩，是脾虚不能生血，故有肌肤不荣的表现；右尺脉涩，是下元虚冷，可见体寒、腹部雷鸣痛泄的表现。总之，涩脉主精伤气虚血少的病证。

临证心得

涩脉也分虚实，脉涩而无力，主精亏血少、脉道不充、血流不畅、脉气往来艰涩。脉涩而有力，主气滞血瘀、脉道受阻、血行不流利。临床见脉涩，不可一味使用活血化瘀之辛剂，徒耗阴血，还须投补血之剂，血足则脉道自利，可辅助加以补气行气之药，气行则血行，涩脉自消。

迟脉论

夫迟脉者，主气血之稽迟也。又曰迟为寒气，血因寒之所袭，则稽留而不荣，有似迟之兆也。吾闻迟之为病，皆因内伤生冷寒凉之物，外涉水冰阴寒之气，或中于脏腑，或人于腠理，或气血稽迟不行，故名之曰迟。《脉经》有曰"三至为迟，迟则为冷"，乃真知迟之为病而断其脉之如此者也。又曰迟为冷、非为寒也，盖寒则外感，冷为内伤，外感者谓外感风寒，内伤者谓内伤生冷，令迟脉既见而生内寒之症，其病心腹绵绵攻痛，手足逆冷，或恶心呕吐，或自利霍乱，或食欲不化①，是皆寒伤于内之症也。有见迟脉者也，治宜温中散寒之剂，如人参理中汤、四逆汤或重则附子理中汤主之。非若外感之症，头疼体痛，恶寒发热，有用发散之药，如脉之紧盛者用也。临症之时当宜慎之辨之，治无谬矣。

附迟脉形症本旨

左寸脉迟，主上焦有寒，故曰"寸口脉迟心上寒"。
右寸脉迟，主肺受风寒，故曰"迟脉人逢状且难"。
左关脉迟，肝气逆也，故曰"逆时主恚②怒"。
右关脉迟，脾气冷也，故曰"当关腹痛饮浆难"。
左尺脉迟，迟为肾脏虚冷，故曰"厚衣重复也嫌单"。
右尺脉迟，迟为三焦停寒，故曰"迟是寒于下焦"。
"三部俱迟肾脏寒，皮肤燥涩发毛干，梦见神魂时入水，觉来情思即无欢"。

---

① 食欲不化：饮食不消。
② 恚（huì会）：恨，怒。

迟脉体状

迟，不数也，以至数言之，呼吸之间脉来三至，减于平脉一至，为阴盛阳亏之候，故曰迟。

迟脉主病

迟为冷，迟为厥逆，迟为腹痛，迟为呕吐，迟为自利，迟为霍乱，迟为筋挛，迟为亡阳，浮而迟为表有寒，沉而迟为里有寒。

大抵迟之为病，在寸为气不足，在尺为血不足。然而气不足，为气寒则挛缩也，血不足，为血寒则脉泣①也。

点 评

迟脉，一息三至，为阴盛阳亏之候。迟脉是内伤生冷寒凉之物、外涉水冰阴寒之气而气血之稽迟的表现。从左右三部而言，左寸脉迟主上焦有寒；左关脉迟，为气失于舒畅而肝气上逆，常有易怒的表现；左尺脉迟为肾脏虚冷，故见身寒怕冷。右寸脉迟主肺受风寒；右关脉迟是脾气冷，可见腹痛；右尺脉迟为三焦有寒。迟脉常见于腹痛、呕吐、泄泻、厥逆等病证。

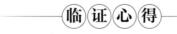

迟则为寒，为阴盛阳亏之候。寒证也分表里，浮迟多为表寒，沉迟多为里寒。迟脉也分虚实，迟而有力之脉，多为阴寒偏盛、阳气被遏、气血不通，故见冷痛。迟而无力之脉，多为阳虚，阳气不足则虚寒内生，治宜"益火之源，以消阴翳"，即用温热药来温扶元阳，元阳生则阴寒自消。迟

---

① 泣：与涩为同义词。《素问·五脏生成》："凝于脉者为泣。"

脉主五脏虚寒之证，又根据上、中、下三焦的不同，分而治之。

伏脉论

夫伏脉者，元气伏于内也，指下寻之全无，再再求之，不离其处，曰伏。又曰按之至骨曰伏，亦曰伏脉。谷亏不化，又谓阳极似阴①曰伏，此伏之见脉，而元气亦伏者也。吾见饮食入胃，不能健运，有②为内寒所结，外症腹痛恶寒，手足厥逆，吐利③并作，其脉必伏，此伏之一也；又有阳极似阴而真元存伏，有似脉脱之象，用意求之，隐然而见，至极之处，此伏之二也；亦有阳虚之人，元气不能发越，脉来空虚，存伏至骨之间，此伏之三也；又有偶中④之症，卒然而仆，痰涎壅盛，昏不知人，其脉必伏，此伏之四也。大抵脉之伏者，非为死症；而治伏之法，犹当细推。不可因其无脉而疑惧于施治之下，不可因其脉不应手而忽略于取舍之间。治者临症之时，能推详隐微⑤之地，而深究活法之余，得病者自有转死回生之妙矣。

附伏脉形症治法

左寸脉伏者，阳极以阴之症，宜以抑阳转阴可也，与之升阳散火汤。
右寸脉伏者，气郁生痰之症，宜以清痰开郁可也，与之枳桔二陈汤。
左关脉伏者，中气厥逆之症，宜以清气宽中可也，与之香砂二陈汤。
右关脉伏者，偶中食肉⑥之症，宜以调中消导可也，与之曲药二陈汤。

---

① 阳极似阴：内热极盛，阳气被郁，深伏于里，不得外达四肢，因而格阴于外的病理变化，其本质是真热假寒。

② 有：改为"又"。

③ 吐利：呕吐、下利之证并见。

④ 中：中风。

⑤ 隐微：隐约细微。

⑥ 食肉：食积。

左尺脉伏者，阴虚阳伏之症，宜以滋阴抑阳可也，与之补中益气汤。

右尺脉伏者，阳虚阴伏之症，宜以抑阴壮阳可也，与之十全大补汤。

如两手各有伏脉，必审其见于何部，配偶何经，参而互之，此伏脉可以断其亲切而无失矣。

虚论中有伏脉之意，临症之时，又不可不审。

《脉经》曰"积气胸中寸脉伏"，此为两手寸脉之伏也；"当关肠澼常瞑目"，此为两手关脉之伏也；"尺部见之食不消，坐卧不安还破腹"，此为两手关尺脉之伏也。

伏脉形状

伏，不见也，轻手举之，绝然不见，重手取之，附着于骨，为阴阳潜伏，关格闭塞之候，故曰伏。

伏脉主病

伏为积聚，伏为霍乱，伏为疝瘕①，伏为厥逆，伏为木气②，伏为卒仆，伏为阴阳不得升降，伏为痰饮，伏为饮食不化，伏为阳极变阴。

▣ 点 评

诊脉时，不同的部位出现伏脉，其所主脏腑疾病也不同。如果两手各有伏脉，那么一定要看其出现在何部，与何经脉相关联，临证之时遇到，必须细细探究。伏脉主病可见积聚、霍乱、疝瘕、厥逆、痰饮等，需根据患者具体临床表现从而判定患者所为何证。

---

① 疝瘕：疝气、癥瘕。

② 木气：肝气。

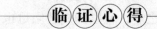

在临床遇到伏脉时，不可一概而论，我们可以发现，除伏脉主病外，严重的呕吐与腹泻，也可以见到伏脉。《濒湖脉学》中载："伏为霍乱吐泻频频。"各家认为在妊娠恶阻时，也容易见到伏脉。在惊骇与暴痛的情况下，也会出现伏脉。《脉简补义》中认为惊骇使人心气乍失其所，不治自己也能恢复。在剧烈的疼痛、头痛、疝痛等情况下，都能见到伏脉，这是休克的先兆。在卒中时可以出现伏脉，这是由于脑血管血溢于外出现虚脱所致。

濡脉论

夫濡脉者，濡乃软也，有为阴湿之症，当静思之。此脉在按之之下，轻手诊之固不可得，重手按之又难可知，惟寻之稍久，指下隐隐而来，有如短弦之状，忽然少许又不知也，待存而诊之又若如是，此濡脉之形状也。其症头重昏运[1]，中气胀闷，腰背酸疼，腿足沉重，肢体倦怠，或咳嗽有痰，或脚气呕逆，或吐泄自汗，是皆阴湿之发，亦皆濡脉主之也。宜以驱风燥湿之剂，使风能胜湿可也；切勿发汗，多汗则湿愈重也。又不可用苦寒太多，用寒则湿愈胜也。亦不可因其脉之似虚大用补剂，用补则湿不能越也。尤不可因其湿盛而用淋洗，用洗剂湿愈大也。大抵治湿之法，不可例推，而去湿之药不可枚举。如湿在上者，宜汗之；在下者，宜利之；在中者，宜散之；初发者，宜用风药，风能胜湿可也；久病者，宜用补药，正胜则邪退也；有水兼因[2]利药，利水则湿行也；脾虚当用补剂，用补则脾实也；热当用苦寒，用寒则热清也。又谓湿在心经，宜清热利水；湿在肺经，宜清金利水；湿在脾经，宜实脾利水；湿在肝经，宜伐肝利水；湿在肾经，宜温经利水。亦有胃经之湿，消导行湿可也；胆经之湿，清凉散湿可也；膀胱之湿，渗利清湿可也；大肠之湿，利水燥湿可也；小

---

① 头重昏运：头脑昏沉眩晕。

② 因：凭借、依靠。

肠之湿，开泄引湿出也；三焦之湿，从其上、下、中治者也。此所谓治湿之法，得湿之病，皆从濡脉主之也。诊治者理当因是而推，则变化可测其源，而治病无不神验者哉。

附濡脉形症本旨

左寸脉濡，主上焦有湿，如头眩昏晕冒，起则欲倒，或呕吐涎沫之症。

右寸脉濡，主肺受风湿，如咳嗽有痰，脑[1]胁不利，背膊缚紧，头重昏冒之症。

左关脉濡，主胁肋作胀，呕吐涎沫，精神离散，气胜喘急，气虚少力之症。

右关脉濡，主脾胃不和，腹中作胀，大便虽利而便涩，小便不利而短少，痰涎不嗽而出，自汗不发而来，口中无味，寒热乍往，若脾虚之症，实不虚也。

左尺脉濡，主下焦有湿，腰疼重坠，步履艰难，小便带浊，腿足酸疼，脚气时发，寒热往来等症。

右尺脉濡，主下元冷结，肠鸣泄泻，瘕疝时发，阴汗癞[2]痒及痿瘁[3]厥逆等症。

濡脉形状

濡，无力也。虚软无力，难以应手，如棉絮浮水之中，轻手似有，重手即去，为湿伤气血之候，故曰濡。

此脉多见于三部。若三部空脱之脉，但形症未见死象，如有湿病前见，

---

① 脑：根据文义，应作"胸"。

② 癞：阴部疾病。

③ 瘁：筋脉痉挛、强直的病症。

当将三部之下仔细举按，用心潜求，或少[①]得些些短弦微数之体，即濡脉。也不可因其无脉舍之而不求，不可因其空脱弃之而言死，如得是脉，外见湿症，即与二陈汤加苍、朴、香附、白术、枳实、黄连最妙，屡验。

濡脉主病

濡为湿，濡为少气，濡为湿伤血室，濡为泄泻，濡为痰，濡为眩晕，濡为自汗不止，濡为胀满，濡为渴，濡为气急，濡为饮食不入。

点 评

濡脉为浮而细软之脉，不同部位见濡脉，其主病和所用方剂也具有差别。濡脉脉搏动力一般表现得比较弱，脉来之时，其振幅小而长久，其动缓慢，脉管的质感如用手指按在浸湿的棉絮上，软而涩滞。濡脉主要见于虚证和湿证，其主病为湿、少气、湿伤血室、泄泻、眩晕、自汗、痰饮、气急等。

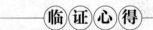

临证心得

濡脉属阴脉，主亡血阴虚之证。在临床上，骨蒸盗汗（结核病）、崩中、漏下、脱血患者中亦可见濡脉。另外，虚弱之证如喘咳、伤精、痿弱之人阳虚而阴不化者，不能固形，所以可见濡脉；在久病、产后或大病初愈后的患者亦可见濡脉。

弱脉论

夫弱脉者，乃元气之虚弱也。《脉经》曰"关前弱脉阳道虚"，盖阳虚之症显脉弱也。"关中有此气多粗"，主脾胃不和，口多粗气也。"若见尺

---

① 少：即"稍"之义。

中腰脚重，酸疼引变上皮肤"，此尺弱之脉，主下元虚极，精髓衰败，血气不能周济故耳。《易》曰：内实外虚，如鸟之飞，其声下而不上，正此意也。吾尝考之弱脉，盖弱者不盛也，阴虽存而阳不足，无刚健牝①马之象，但势力衰弱之体，故轻手按之，怯怯弱弱，重手按之，濡濡软软，有若阿阿缓弱之形，有似吹毛扬扬之势，轻浮而不实也，体弱而不空也。其症元本不足，气血亏虚，真阳失守，阴无所附，以致头眩体倦，精神短少，四肢乏力，脚手酸疼，脾胃不和，口多粗气，自汗盗汗，遗精梦泄。治宜益元壮阳、添精补髓之剂，如十全大补汤、补中益气汤或虎潜丸、大补丸择而用之，使阳刚复位②，气血冲和，自然不弱者矣。

附弱脉本旨

左寸脉弱，主阳虚，《脉经》曰"关前弱脉阳气微"。

右寸脉弱，主气虚，《脉经》曰"只为风邪与气连"。

左关脉弱，主血虚，《脉经》曰"弱则血败，立见倾危"。

右关脉弱，主脾虚，《脉经》曰"关中有此气多粗"。

左尺脉弱，主肾虚，《脉经》曰"生产后客风面肿"。

右尺脉弱，主三焦气虚，《脉经》曰"酸疼引变上皮肤"。

弱脉体状

弱，不盛也。沉极而软，怏怏不前，按之欲绝未绝，有似回避之状，再按如此，深按亦如此，曰弱。皆由气血之不足，精神之亏损，伤精乏力之候，故脉弱。

---

① 牝：雌性的鸟或兽，与"牡"相对，根据文义，似当作"牡"。

② 阳刚复位：恢复阳刚之气。

弱脉主病

弱为痼冷，弱为虚汗，弱为痿挛，弱为厥逆，弱为血虚，弱为气少，弱为乏力，弱为伤精，弱为耳闭，弱为眩晕，弱为多汗，弱为损血。

大抵弱之为病，不出乎气血不足、精力短少之症。有天禀赋弱而一生脉之弱者，大率其人多病，常令补血养气方可。有年老气衰脉势之怯弱者，此老人之正脉，不论有病后元气不复，脉势多弱者，宜当大补气血。有汗下后损伤元气，脉势虚弱者，犹宜温养正气。噫！弱之见症，老得之为顺，少得之为逆，不可一途而论也。又有斫丧①太过，脉势虚弱者，宜以大补元气。或有脾虚不足、内伤元气，脉势怯弱者，宜以和中健脾。设或②湿不清，热不见，其脉必弱，又不可大用补剂，用补则湿愈盛也，而脉不复于弱乎？治者当因其病而调之，亦有不可拘于脉也。

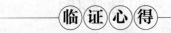

点 评

弱脉多见于元气亏虚，阳陷于阴，精血亏虚所致。弱脉主脾胃不和、阴血不足、阳气虚衰。其症状可见头眩体倦，精神短少，四肢乏力，手脚酸痛，脾胃不和，自汗盗汗，遗精梦泄等。治疗时应注重补虚，益精填髓。

临证心得

临床上，阴虚阳气衰，精血弱，久咳、失血、血痹虚劳等症候的患者可见弱脉。虚弱的患者以及产妇和老人可见弱脉。阳虚而气喘，行步困难者，也可见弱脉。脾胃虚寒者亦可见之。《伤寒论》第280条中讲道："太阴为病，脉弱，其人续自便利。"又在《濒湖脉学》中说："关为胃弱与脾衰。"这些都指的是脾胃虚寒之证。在主治、证、病机上，弱脉与虚脉、

---

① 斫（zhuó 灼）丧：摧残、伤害。

② 设或：假如，假设。

微脉、小脉均有许多相似的地方，只是气虚到阳虚的比例程度不同，濡脉中湿邪更甚。故在治疗上所用的方法，也大同小异，主要是用气血阴阳双补剂。

卷之七

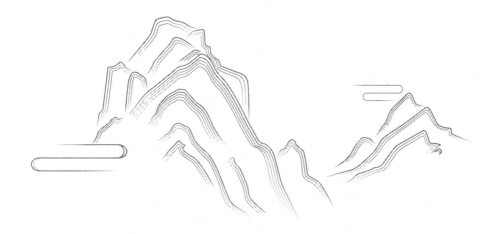

脉经九道

长脉论

夫长脉者，脉之长大者也。举之有余，按之益大，满度三关[①]，如持竿之状，曰长。《脉经》曰：主浑身壮热，邪闭膝理之症，可表而已。又曰：阳蓄三焦，郁烦不清[②]。然有此脉，治者欲开其郁，亦汗而已。又有阳邪大胜，火发三焦，身热脉大，满度三关，故谓出三关者曰长。治宜火郁发之，亦可大汗而已。临症之时，不可因其脉大善用苦寒，不可因其脉长破损元气。大抵火不与折，元不宜损，用折则火愈胜，损元则脉不复。如用解表之剂，是谓开发膝理，使邪气从此而出，火热因汗而散，其脉自和，不长者矣。

附形症治法

左寸脉长，左寸者，心也。心脉长，长而为心家本脉，治当平心火自可，如用黄连泻心汤之属。

右寸脉长，右寸者，肺也。肺脉长，主肺气盛而为咳嗽喘急之症，治宜三拗汤发泄其邪可也。

左关脉长，左关者，肝也。肝脉长，主肝气有余而为胀满、中气不清之症，治宜枳桔二陈汤加紫苏、山楂之类。

右关脉长，右关者，脾也。脾脉长，主脾火太旺而为嘈杂吞酸吐酸之症，治宜二陈汤加干葛、白术、姜汁炒黄连之类。

---

① 满度三关：三部超过本位，举按皆然。
② 阳蓄三焦，郁烦不清：此为阳毒内蕴、三焦烦郁，为壮热。

左尺脉长，左尺者，肾也。肾脉长，主相火旺而为阳强壮热之症，或淋沥癃闭，小腹急满而不通，治宜补中益气汤加发散之药。

右尺脉长，右尺者，三焦也。三焦脉长，主三焦火动而为头面大热、目红身肿之症，治宜火郁汤或升阳散火汤可也。

长脉形状

长者，长也。如持竿之状，长出三关者也。若一部脉长，就于本部长，余部皆不及也；若一手脉长，主三部之中，长出三部也，故曰长。

长脉主病

长主火，长主热，长大而为身热，浮长而为风热，洪长而为火热，浮大而长为之肺热，洪大而长为心热，紧大而长为之郁热，滑大而长为痰热。

点评

长为有余之病，长有三部之长、一部之长。戴同父曰：从尺至关连寸口直过如横竿之状，此三部之长；脉过本位，谓或尺或关或寸过于一指之外，此各部之长。若欲知其病，则必于浮、沉、迟、数、大、小之间求之；若不大、不小、不浮、不沉、不迟、不数，则气治而无病也。《黄帝内经》曰：长则气治。此平脉也。大概常人、患者脉长为吉，深则长寿脉也。尺脉长，蒂固根深；心脉长，神气强壮。滑伯仁曰：长为气血皆有余也，为阳毒内蕴，三焦烦郁为壮热。

临证心得

长者阳也。洁古云：长法干，此阳明脉，故尺寸俱长。身热目痛鼻干不得卧，当汗，阳化气也。云岐曰：阳毒在脏，何由言发汗，非在五脏之本。阳毒之气在五脏之标，何为五脏之本，肝心脾肺肾是也；何为五脏之标，血毛皮脉肌肉筋骨是也；以其在五脏之标，故徐徐发汗者。为在标之深远也，急则邪不能出，发之以升麻汤。发在阳明标，一法加羌活、麻黄，中治法以地骨皮散，治浑身壮热，地骨皮、茯苓（各半两）、柴胡、黄芩、生地黄、知母（各一两），石膏（二两），如自汗已多，加知母，㕮咀。入生姜煎，徐徐发者，汗之缓也。

短脉论

夫短脉之势，脉之短小是也。盖脉之短小，此元气之短缩者也。吾见中间有、两头无，如累累之状，曰短，又曰不及。本[①]位曰短，小而有力曰短，此短之见于三部，主阴中伏阳，阳邪不能舒畅，郁结于其中。其症中气不清，四肢拘急，发热恶寒，呕吐恶心，大便积滞，小便短少，甚则腿足沉重，步履艰难，腰背无力，或疝，或瘕，或积聚痃癖，或痈疽肿毒疮疡等症生矣。然其脉皆见于短也，大抵短者脉之短小，由邪气之拘缩，血气之不利也。故凡诊视之下，当其短脉之见，不可视其短缩有为不足，不可断其短小有为虚弱。但阴中伏阳，不能舒郁，有短小之象，见于三部不能接续，有累累之状，故名之曰短。非若滑脉如珠之累，有同短脉之累也；非若涩脉之体，有似短脉之象也。《脉经》曰"短于本部曰不及，短复迟难为涩脉，休将短涩一般看，短自时长滑时涩"，此短脉之势，短而且壮，但不及本位，有壮实力盛之体也，故曰短。又曰"短脉阴中有伏阳"，主下而已；"大泻通肠必得康"，亦此意也。

附形症治法

左寸脉短，主中气不清，心膈郁闷，或惊悸怔忡，小便黄赤，治宜清

---

① 本：此字前应补充"不及"二字。

心降火之剂，如用黄连、山栀、归、芎、枳、桔之属。

右寸脉短，主肺气不利，咳嗽有痰，气急作喘，治宜清痰理气之剂，如枳桔二陈加芩、连、山栀之属。

左关脉短，主肝气衰弱，胁肋作疼之症，盖肝脉主弦长，今则弦短，岂不肝之虚也，治宜当归、芍药、黄连、青皮、柴胡、山楂之类。

右关脉短，主脾胃内伤，饮食劳倦，胸膈作胀或霍乱，不得吐泻，腹中作痛，呕逆不止，治宜苍朴二陈汤加芩、连之类。

左尺脉短，主腰肾无力，步履艰难，小便短少，小腹作胀，治宜归、术、芩、栀、茯苓、木通之属。

右尺脉短，主三焦火动，发热恶寒，头眩耳鸣，痰涎壅盛，治宜三黄石膏汤或三黄丸亦可。

短脉形状

短，不及也，按之指下益实，但不及本位，如累累短束之状曰短，又曰小而有力曰短。

短脉主病

短为伏阳，短为干呕，短为便难，短为癥瘕，短为积聚，短为内伤，浮短为肺伤，弦短为肝伤，短促为虚喘，短数为虚热。

点 评

短主不及，为气虚证。左寸短者，心神不定。短在左关，肝气有伤。左尺得短，少腹必疼。右寸短者，肺虚头痛。短在右关，膈间为殃。右尺得短，真火不隆。滑伯仁曰：气不足以前导其血也，为阴中伏阳，为三焦气壅，为宿食不消。杨仁斋曰：无力为气虚，有力为壅，阳气伏郁不伸之象。

──── 临(证)(心)(得) ────

短者阴也，主四肢恶寒，腹中生气，宿食不消。短法坤，腹中有宿食当下之，短主阴成形，阴不化谷也，短脉阴中有伏阳，气壅三焦不得昌。脏中宿食生寒气，大泻通肠必得康，宿食生寒气，何由通畅，谓阴中伏阳故也。使三焦之气宣行于上下，故用巴豆动药也，病久温白丸，新病备急丹。

虚脉论

夫虚者，不实也。大而无力，指下寻之不足，有缓缓弱弱之象，稍重按之，又空寐也，忽无举之亦来，如是此虚脉之体也。主气血两虚，真元亏损之症。盖见气虚则脉来缓弱，血虚则脉来空寐，其症寒热往来，时时不定，心中恍惚，遇事多惊，头眩体倦，坐卧不宁，四肢乏力，精神短少，若惊悸怔忡，健忘之症生矣。治宜调养气血，固益真元，使血气复而不虚，真元固而不散，其脉自实而不虚矣。故曰"恍惚心中多惊悸，三关定息脉难成，血虚脏腑生烦热，补益三焦便得宁"。

附形症治法

左寸脉虚，主心虚血不足。若惊，若悸，若怔忡健忘之症，治宜养心汤或定志丸可也。

右寸脉虚，主肺虚气不足。若嗽，若喘，若气急胸闷之症，治宜参麦散或款花膏可也。

左关脉虚，主肝虚不足。或吐血咯血，或目盲眼花，或头眩欲倒，治宜四物汤加参、术、生地、童便治之。

右关脉虚，主脾虚不足。或吐，或泻，或饮食不入，或疟痢病久，治宜人参养胃汤，或参苓白术散亦可。

左尺脉虚，主肾虚不足。房劳太多，精血失守，或遗精梦泄，小便遗溺，治宜十全大补汤、虎潜丸可也。

右尺脉虚，主三焦劳力太过，元本虚弱，以致头晕目眩，精神不足，四肢乏力，怠惰嗜卧，若伤力之症，宜以补中益气汤或十全大补汤可也。

虚脉形状

虚者，空虚也，指下寻之，举之有，按之无，如缓弱无力之象，故曰虚；又曰或大，或小，或长，或短，举按皆无力也，亦曰虚。

虚脉主病

虚为劳瘵①，虚为惊悸，虚为恍惚，虚为怔忡，虚为失血，虚为损气，虚为惊风，虚为少气，虚促为喘，虚数为热，虚弱为不足，虚弦为破伤风，虚滑为冷痰，虚涩为少血。

🔲 点 评

虚主血虚，又主伤暑。左寸虚者，心亏惊悸。虚在左关，血不营筋。左尺得虚，腰膝痿痹。右寸虚者，自汗喘促。虚在右关，脾寒食滞。右尺得虚，寒证蜂起。

临证心得

虚者阴也，主少力多惊，心中恍惚，小儿惊风。虚怯离，虚脉者离火也，中虚之象。心主血也，血虚则脉息难成。惊风治以泻青丸，恍惚心中多悸惊，三关定息脉难成，血虚脏腑生烦热，补益三焦便得宁，恍惚者，阳主动之貌，脉难成，往来之象，烦热者，血虚也。欲令气血实，故补益

---

① 劳瘵（zhài 寨）：痨瘵。肺结核病。俗称肺痨。

三焦命门，以助心神之气也，是以男子藏精，女子系胞，宜以加减小柴胡汤主之，久疾虚烦不得眠，酸枣仁汤治之。

促脉论

夫促脉者，脉之疾促并居寸口之谓也。盖促者，数之胜数者。促之源先数而后促，此至数之极也。《脉经》曰六至为数，数即热症，转数转热，正此谓也。又曰数促之象，穷穷数数，连至并来。关尺之气，皆入于寸或尺脉，不见而止；见于关寸之脉，或关尺之脉，不见而止；见寸部之脉，有急数疾甚之至也，故曰促。此脉皆因元气衰败，真阴失守，使阳无所附，邪正妄行上焦者也。主咳嗽气促，喘急太甚，冷汗时来，手足厥逆，痰涩不利之症，宜以调摄阴阳，和平气血，治之可也。不可因其气胜断为有余，反加破气下气之药；不可见其气有不足，再用补气益气之剂以助气盛者也。戒之，慎之。大抵此脉之见此症多死。凡人初病之时，并无此脉，但病久、房劳以致阴虚太盛，或汗下太过以致真元失守，或痰涩不利以致关格壅盛，或服金石之药以致元气下陷，或食猛毒之味以致邪气上壅，皆能令脉见促者矣。治者断促之脉，渐加即死，渐退即生；又曰实促可治，虚促难治；长促可治，短促难治；微促可治，疾促难治。或促脉之见，面青而手足厥冷者死，面白而汗出如油珠者死，面红而痰涩壅盛者死，面黑而无精彩有神者死，面黄而声气不接续者死。

附脉症治法

左手寸脉促者，主血虚不足。或呕吐咯衄损伤心血，或劳竭心肾以致精髓枯涸。但虚气上乘、关尺不见、惟存寸脉促者，有根蒂，可治。与之平补之剂，兼以和血之药。如无根蒂，散乱而疾促者，死。

左手寸关脉促者，主怒气伤肝，邪气太盛之故，治宜清气和中，如二陈汤去半夏，加贝母、麦冬、黄芩、当归、山栀等剂。

右手寸脉促者，主咳嗽气喘，痰涩壅盛，宜以清痰理气之剂，如二陈汤加枳、桔、白术、厚朴、山楂、黄芩、山栀等药。脉势散乱，痰促汗出如油，面青肢冷，言语不利，遗溺百合等症者不治。

右手寸关脉促者，主中满喘急，或有痰无痰，或服金石猛毒所伤，治宜和中养气之剂，如六君子汤加黄连等药。若脉势虚促，两手空脱，饮食不入，周身作痛，冷汗时来等症者，不治。

两尺无促，盖促者促于上也，尺居下部何以促下，大抵尺脉之疾，言数而不言促也。

促脉形状

促者，疾促也，此数之甚也，一息之间，十余至也，《脉经》曰"八脱九死十归墓，十一十二绝魂瘥①"，皆促之谓也，故曰促。

促脉主病

促为喘，促为自汗，促为厥冷，促为短气，促为痰壅，促为气绝，虚促不治，短促难治，渐退即生，渐加即死。

点 评

促因火亢，亦因物停。促为阳独盛，而阴不能和也，为气怒上逆、为胸满烦躁、为汗郁作喘、为血瘀发斑、为狂妄、为痈肿。诸实热之候，又为血气痰饮食五者之内，而或有一留滞于其间，则脉因之而促。虽然促而有力洪实，为热盛，为邪滞经络；促而无力损小，为虚脱，阴阳不相接之候。虽非恶脉，然渐退渐佳，渐进渐死。

---

① 瘥：病。

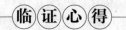

促脉乃数而一止，此为阳极亡阴，主痰壅阳经，积留胃府，或主三焦郁火炎盛，或发狂斑，或生毒疽。五积停中，脉因为沮，最不宜于病后（为气血不接续）。若势进不已，则为可危。五积者，血、气、痰、饮、食也。若此得之新病，元气未败，不必深虑。但有如促之脉，或渐见于虚痨垂危之顷，死期可卜；或暴作于惊遑造次之候，气复自愈。脱阴见促，终非佳兆；肿胀见促，不交之否。促脉则亦有死者矣。

结脉论

夫结脉者，脉之气结者也，因气之并结也，故脉来三至而歇，五至而止，或三至、五至、十至连连而歇，或廿至、三十、四十至间忽而止，此所谓不匀之歇至也，故曰结。此脉皆因大怒不出，郁闷日久，气滞不能疏通，结而不散，以致歇至之见，但歇而不匀也。又有痰结脉络，血不能流，气因之而稽迟不行，故脉来不得顺利，以致歇至暂忽，且来亦歇而不匀者也。治宜清气豁痰为主，使气清而痰豁，自然不歇者矣。故经曰"积气生于脾脏傍"，积气者，结气也。"大肠疼痛最难当"，痰气之不行也。"渐宜稍泻三焦火"，气有余即是火，宜为[1]火则气清也。"莫谩[2]多方立纪纲[3]"，不必他论而再求也，此理甚明矣！故曰"三阳[4]结[5]，为之隔[6]。三阴[7]结，为之水"，又曰结阳肢肿、结阴便血。噫！气结则病结也，病结则脉结也哉！

---

① 为：疑为泻之误。

② 谩（mán 蛮）：瞒哄，欺骗。

③ 纪纲：法度，纲领。

④ 三阳：太阳、阳明、少阳。

⑤ 结：病邪结聚。

⑥ 隔：阻隔，断绝。此指大小便不通畅。

⑦ 三阴：太阴、厥阴、少阴。

附脉症治法

左手寸脉结，此心经郁闷，不得舒畅，倦卧日久致脉结矣，治宜枳桔二陈汤加黄连等剂。

右手寸脉结，此肺气不和，痰涎壅闭，关格阻碍，以致脉结者矣，治宜枳桔二陈汤加黄芩、山栀之属。

左手关脉结，此怒蓄于肝，胸胁作胀，中气作疼，以致脉结者矣，治宜二陈汤加香附、青皮、山栀、山楂。

右手关脉结，此脾胃不和，饮食阻滞，郁结成痰，聚而不散，则脉结矣，治宜二陈汤加山楂、厚朴、枳壳、桔梗等剂。

左手尺脉结，此房劳太盛，久练不泄，以致小腹急胀，小便作疼，则脉结也，治宜补中益气汤可也。

右手尺脉结，此因劳役过多，元气失守，精血耗损，以致脉结者矣，治宜十全大补汤可也。

结脉形状

结者，气血之结滞也，至来不匀，随气有阻，连续而止，暂忽而歇，故曰结。又谓三动一止，或五、七动一止，或十动、二十动一止，亦曰歇。此歇者，不匀之歇至也，其病不死，但清痰理气自可。

结脉主病

结阳肢肿，结阴便血，三阳结谓之隔，三阴结谓之水，一阳①结谓嗽

---

① 一阳：少阳。

泄，一阴①结谓不月，二阴一阳②胀满善气，二阳一阴③病发风厥，一阴一阳④内结喉痹，二阴二阳⑤痈肿痿厥。

点 评

结者，阴也，兑之象也。兑为泽，阴阳和而后雨泽降。今指下寻之，脉道或往或来，聚而却还，是阴独盛而阳不能入也。结脉为阴独盛而阳不能入的一种病理脉象，其脉来缓时一止，复而又来，多见于大怒、阴寒偏盛、气结血瘀、痰凝、癥瘕积聚，亦可见于气血虚，精力不济。阴寒偏盛则脉气凝滞，故脉率缓慢；气结、痰凝、血瘀等积滞不散，心阳被抑，脉气阻滞而失于宣畅，故脉来缓慢而时有一止，且为结而有力；若久病气血衰弱，尤其是心气、心阳虚衰，脉气不续，故脉来缓慢而时有一止，且为结而无力。按《脉经》云：结脉往来缓，时一止复来，按之来缓时一止者，名结阳。初来动止，更来小数，不能自还，举之则动，名结阴。

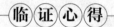

临床多出现于阳虚阴盛，气血痰食停滞的证候。它既可以单独见于一部，亦可以六部俱结，其主病亦有所不同，一般说来，一部见结者，多结而有力，主气血痰食停滞，或寒邪阴凝的腹痛疝瘕等实证，治以理气散结。六脉俱结者，多结而无力，主心阳心气不足、气血虚弱的虚证，治以温阳益气，或养血通经之法。新病脉结，多形强气实，举按有力，常见于外感病引发心肌炎，或结性房室传导阻滞之症；久病脉结，或年老气衰而见结脉，多缓而无力。常见于冠心病、心力衰竭，或其他类型的心脏病。现代临床研究表明，结脉相当于心脏期前收缩而脉率较慢者。窦性心律、脉律正常之偶发期前收缩，当为"缓时一止"之结脉；而低于 60 次 / 分之偶发期前收缩，即窦性心动过缓伴期前收缩者，当属"迟时一止"之结

---

① 一阴：厥阴。

② 二阴一阳：太阴、少阴、少阳。

③ 二阳一阴：太阳、阳明、厥阴。

④ 一阴一阳：厥阴、少阳。

⑤ 二阴二阳：厥阴、太阴、阳明、太阳。

脉。此"迟一止、缓一止"之结与《简明中医辞典》记载的"脉来迟缓而呈不规则间歇"相合。《伤寒论》曰："脉结代，心动悸，炙甘草汤主之。"而正常人因情绪激动、过劳、酗酒、饮用浓茶等而偶见结脉者，不作病理处理。结、代、促脉为心病中常见病脉，《脉经》所载"结脉往来缓，时一止复来""代脉来数中止，不能自还，因而复动""促脉来去数，时一止复来"，与心电图所示窦性停搏、窦房阻滞、房扑、房颤、房性期前收缩、交界性期前收缩、室性期前收缩、平行心律、房室分离、房室传导阻滞等心律失常表现类似。

代脉论

夫代脉者，一动大来，连至小动二三而疏散也，指下寻之动而复起，再再寻之不能自还，亦复如是，故名之曰代。此因元气虽有，邪气克伐，正气不能舒张，脉来懈怠而不收也。其症皆因湿热并结，痰涎不利，气滞不行，来往壅塞，有气胜之状，而无气胜之还，是则有头无尾之脉，有成无收之症。治者当宜清热去湿，降痰理气，如平补之剂佐以疏利之药，治无不效，而脉无不和者矣。若代脉看为口不能言，形体羸瘦，有为不治之症，则"三元正气随风去，魂魄冥冥何处拘"[1]，此为必不治之脉也。以吾论之，然代脉之治，不可必论其死。观此脉之势，初然大动有力，次则二、三无力也。以二、三无力，元气疏散，固不可治；若初见有力，亦可治也，岂可舍其生意而坐视待其危亡者乎！在治者，必将大动之气为主收敛，二、三疏散之气已回，然后调平脏腑，和顺脉络，治无不生，而效无不验者尔。

附脉症治法

左手脉代者，主胸闷腹胀，气急喘嗽之症，治宜二陈汤加白术、当

---

[1] 三元正气随风去，魂魄冥冥何处拘：三元之精气神已散，而魂魄亦相离失守。

归、黄连、枳实等剂。

右手脉代者，主咳嗽有痰，自汗自利之症，治宜二陈汤加厚朴、白术、香附、苍术等剂。

代脉形状

代者，止也，止若歇至也，但歇而不匀，又疏散也，《脉经》曰"指下寻之，动而复起，再再不能自还"，故名之曰代。

代脉主病

代主气促，代主胀满，代主大小便不利，代主痰涎，代主喘息，代主自汗自利。

点 评

代脉为阴脉，下指按之，止有定数，不能自还，良久方来，命名为代脉。平人之脉，一动肺，二动心，三动脾，四动肺，五动肾。周而复始，至五十动不止，以成大衍之数，故曰平人。假令七动一止，谓心脏无气，再而后起，不能自还，是心脏无气而脾脏代之也。故所主之病，形容羸瘦，形已脱矣，口不能言，气已脱矣。形气俱脱，不死何为。代脉时时，其状若浮。但浮脉按之有神无间断，代脉按之无根而有间断。虽有时再起，而止有常数，是一脏气绝，而以他脏代之也。夫神所以御气，气所以御精，三者互摄，则魂魄自相拘守。

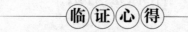

《黄帝内经》指出，代脉为脾气将绝之征。《脉经》云："代脉来数中止，不能自还，因而复动。脉结者生，代者死。"又刘守真曰："代脉者主缓弱而无力，不能动，因而复动，病必危而死。"脏气衰微，元气不足，以致脉气不相接续，故脉来时有中止，止有定数，脉势软弱，常见于心脏器质性病变。疼痛、惊恐、跌打损伤等见代脉，是因暂时性的气结、血瘀痰凝等阻抑脉道，血行涩滞，脉气不能衔接，而致脉代应指有力。至于妇女怀孕3个月以后，如见代脉，则为胎元虚弱表现为妊娠恶阻、呕逆、纳呆、血气并于胎息等。临床观察发现，代脉可见于过早搏动、窦房传导阻滞、房室传导比例固定的Ⅱ度房室传导阻滞（2∶1房室传导阻滞除外）、心房扑动伴有4∶1及2∶1交替性房室传导阻滞、洋地黄类药物中毒、某些饮停心包证等。

牢脉论

夫牢脉者，坚牢而实大也。此脉多见于伤寒已表[1]之后，或中风不语、发直[2]之前，或痈疽肿毒将溃之时。得此脉者，邪气入于脏腑，牢而难出，攻激[3]气血，百节疼痛，身热大发。此谓必重之脉也，何也？且如伤寒表汗之后，当得脉和，是谓风从汗泄，邪从汗解也。今得大汗之后，身热不解，脉反大而坚劳[4]，此所谓正气虚而邪气愈入也，必为难治之症，遇后转重。人知中风所发之时，脉势宜缓，今则不缓而反坚牢实大之见，此谓风邪中于脏也，故见发直不语之症，亦难治矣。又如痈疽肿毒未溃之时而见此脉，待溃发泄其气，而脉必和。若已溃而邪从外出，又得此脉，则正虚而邪入内盛，在后必重，为难治也。治者详之，余症仿此。如平人亦不可有此脉，遇此则火热必发，风痰必起，偶然而中，卒然而仆，亦难救矣，可不谨之谨之？

---

① 已表：发汗解表之后。
② 发直：发呆，指两眼目光呆滞。
③ 攻激：同"攻击"。
④ 坚劳：同"坚牢"。

附脉症治法

左手牢脉者，牢主风寒不清，邪入于里之症，汗后难以再发，和解亦难病退，宜以温养之剂，和平气血，则脉可转为不牢矣，大率伤寒转牢必难治也。

右手牢脉者，牢主痰涎壅盛，邪中于脏，牢而难出，有见发直摇头，耳聋目闭，失音不语等症，治宜开痰驱邪可也。若中脏之症，其治多难，虽有二陈续命等剂施之，百无一生者也，慎之。

牢脉形状

牢者，坚牢也。邪入于内而难出，以致脉势实大，坚而有力，故曰牢。如牢狱之中牢固罪人者也，其邪何出？欲扶正而逐邪，则正虚之人不助其正而反助其邪，使邪反盛，何益之有！

牢脉主病

牢主大热，牢主痰壅，牢主身痛，牢主喘促，牢主郁结，牢主大汗后身热，牢主表未解，牢主痈疽肿毒欲溃，牢主积聚痞气时发。

点评

牢脉为阴脉，下指轻取、中取均不应，沉取始得，命名为牢脉。主要见于伤寒已表之后；中风不语、发直之前；痈疽肿毒将溃；阴寒内盛、水火相煎所致的骨间疼痛，疝气癥积之实证，亦见于正气衰惫、营血不荣的危重症候。牢脉脉位深沉，轻取不能够辨析其具体脉象特征。若肺气衰惫、心火亢盛，且肾水不济，则出现呼吸深度不够而致呼吸气促、胸中满闷不舒，大概是由于五行生克紊乱，而致疾病难以痊愈。

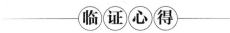

临证心得

　　脉来沉实有力，弦长而大，惟沉取可见，谓之牢脉。多为阴寒内绪，邪气有余，气血凝积不散，结为有形的症积包块，故牢脉多见于寒证和实证，单纯虚证和热证者少见。现代研究表明，动脉硬化是由于动脉内膜类脂质沉着，并在内膜内有纤维组织增生而形成局限性斑块，因而使得动脉管壁变硬(即西医所谓的"硬脉")。所以动脉硬化患者多见牢脉。治疗上多以化瘀通络、降压降脂为主。

动脉论

　　夫动者，动也，厥厥动摇而连部动也。何也？寸部一动，关部一动，再再寻之，不离其处，不往不来，如是寸关次第而动，故名之曰动。非若平和之脉，三部大小而一体动也。成无己曰：阳出阴入，以关为界，脉之所动，阴阳之相搏也。仲景曰：阳动则汗出，阴动则发热。阴阳相动、阴阳相搏而发热汗出也。《内经》曰"阴虚阳搏谓之崩"，《本经》曰"血山一倒经年月"，亦此意也。阳实阴虚为妊子，故少阴脉动为妊子也，明矣！大抵动脉之见，非谓平和之脉也，然阴阳相搏，有不平之理；寸关各至，有不和之情。所以体弱虚劳多有之，劳则气盛而血虚也；崩中下血多有之，崩则血虚而气盛；血痢气滞多有之，痢则气滞而血弱也；风寒气郁亦有之，寒则搏于气也。在诊者明之，余症仿此。若谓五十动而一止，一十九动忽然沉，两动一止或三四，三动一止六七死，此言虽动之脉，有为歇至之论，非若动脉之势，有为寸关互相动也。

附脉症治法

　　左手脉动者，此阴搏于阳也，主一身尽痛，恶寒发热，肢体劳倦之症，治宜二陈配四物可也。

右手脉动者，此气搏于血也，主体弱虚劳，崩中血痢之症，治宜四物配四君子可也。

动脉形状

动者，至也。寸一动尺一动至也，此脉动至不平，或寸关而参互，或关尺而交错，至至相同，每每不反[①]，故曰动。

动脉主病

动为惊，动为痛，动为虚损，动为泻痢，动为血崩，动为汗，动为热，动为吐。

回 点 评

动脉为阴脉，下指中取有，浮取又无，稍后多次中取，不浮不动，脉象不来不往，命名为动脉。主肢体虚弱无力、劳损，女子崩中、男子血痢。动脉的脉理是阴阳相搏、升降失和，致其气血冲动，故三关脉象均脉位较沉实。机体阴阳不和，气血不调，则气不能帅血，致妇女崩漏不止。夫人身有阴阳二气，非止于气为阳，血为阴也。要知气血者，有形之阴阳；阴阳者，无形之气血。阴阳和，则气血相守而不相离，常营行于经隧之中，循环无已。今脉而见动，则为阴阳不相维。阳动而阴静，静则易以止，故血伤不行，止久而忽下也。究其根源，乃因阴气不能随阳气以行耳。池氏曰：动在指下，隐隐按之，沉沉如水中一石。轻举之脉不动，重按之微有力而碍指，乃阴虚内损，女人经血来如山崩不止，治之宜八珍汤。

---

① 反：通"返"。返回。

临证心得

动脉是脉来滑数有力，其形如豆，厥厥动摇，浮沉皆可见的一种脉象。是紧、滑、数、短的一种复合脉，它不仅可见于关部，而且在寸、尺部皆可见到。动脉的出现，是由于阴阳相搏，气血不和，使脉气不能流通疏展，遂阴阳气血之搏击冲动，而出现滑数有力，其形如豆。所以临床多见于惊恐、心悸、发热自汗、疼痛疾患、亡血、失精等证。惊则气乱，痛则气结，阴阳不和，气血阻滞。故因惊、因痛致使阴阳相搏，气血运行乖乱，脉行躁动不安，则出现滑数而短的动脉。《脉经》云："动脉见于关上无头尾，大如豆，厥厥然动摇。"《伤寒论》云："阴阳相搏，名曰动，阳动则汗出，阴动则发热。形冷恶寒，数脉见于关上，上下无头尾，如豆大，厥厥动摇者，名曰动。"

细脉论

夫细脉者，脉之极细是也。指下寻之，细细如线，往来微小，曰细。又并脉之论，一曰沉细，二曰微细，三曰虚细，四曰濡细，皆不足之阴脉也。又曰沉细而滑，主痰之不利；濡细而短，主湿之不清；虚细而微，主乏力少气；微细而弱，主足胫髓冷；此细脉之主病也。《内经》谓细为血少，《脉经》所谓"形容憔悴发毛干"也。又谓失血之症，宜细而不宜大也；汗下之后，宜细而不宜紧也；肥人之脉，宜细而不宜洪也。又有瘦人之脉，宜大而不宜细也，细则元本虚弱，精髓不足，气血衰少，故经曰"乏力无精胫里酸"也。若细脉秋冬之见，细又无集于事也[1]。秋脉毛，秋令之脉若秋毫之末[2]锐也，故曰细。冬脉石，冬令之脉，若水凝如石，脉沉细也，亦曰细。此谓时令相应之脉，甚有益于元本。《脉经》曰"若逢冬季经霜月，不疗其疴[3]必自痊"，正此谓尔。诊者切得斯脉，不可必为不

---

[1] 细又无集于事也：指细脉在秋季为正常脉象。集：成功。

[2] 秋毫之末：兽类新长的细毛的尖端，喻细微之物。

[3] 疴：病。

足之论，不可断为难治之脉，惟当因人而施，因时而取。但夏令而得斯脉不可也，此为水克火也。瘦人而得此脉亦不可也，亦为虚损极也。治当详之，斯勿误矣。

附脉症治法

左寸脉细，主心气不足，或惊或悸，治宜养心汤、归脾汤之属。

右寸脉细，主肺气不足，或嗽或喘，治宜清肺饮、二陈汤加归、术、麦冬之剂。

左关脉细，主脾气不清，或吐或利，治宜参苓白术散或二陈汤加参、术、香砂之类。

右关脉细，主肝气不和，或郁或满，治宜越鞠丸或二陈汤加白术、当归等剂。

左尺脉细，肾经之正脉也，肾脉宜当沉细，可用补中益气汤。

右尺脉细，主命门火衰，治宜大补之剂，如十全大补汤可也。

细脉形状

细，不大也。细者细如一丝也，如线之状，细而沉实，此细之正脉。设或浮散而虚弱，此元气不足，乃兼细之，不可也。如丝之状有为失气血之脉。设或细而有神，按之坚牢，有为不死之脉，又可扶气，则脉复也；如或萦萦来如蛛丝细，亦为不治之脉，《脉经》曰此脉定知阴气微也。若细脉之势见于秋冬可也，见于春夏不可也；见于尺部可也，见于寸关不可也。《脉经》曰：沉细可治，浮细不可治；微细可治，细数不可治，正此之谓欤！

细脉主病

细为痛，细为不仁，细为无力，细为虚，细为弱，细为厥逆，细为气血不足，细为伤力，细为内损，细为精血失守。沉细为冷，微细为寒，细数为热，细滑为虚痰，细弱为阳虚，弦细为吐，濡细为湿，虚细为冷汗出，细促为喘即死。

点评

细脉为阴脉，下指中取，脉细如线，来往微弱，名曰细脉。主筋骨酸冷疼痛，乏力、遗精早泄。乏力没有精神，筋骨酸痛，皮肤不荣，头发枯槁，面容憔悴，犹如历经了霜雪的寒冬。冬季所顺应的脉象为偏沉细，不必治疗也可痊愈。血盛则脉盛，血衰则脉衰。足胫属肾，胫酸属虚，皆由无精以实骨空，以至胫酸而乏力也。血不足则不能华色，而形容憔悴，精不足则不能淖泽肌肤，发毛干枯。然春夏为阳，秋冬为阴。春夏脉当浮大，秋冬脉当沉细。若秋冬而见此细脉，则为顺四时，其病当不治自愈。若春夏见此沉细之脉，是于长养之时，而见凋残之气，则为反四时矣，安能保其无大咎也。

临证心得

细脉多见于气血两虚、湿邪为病。阴血亏虚不能充盈脉管，气虚则无力鼓动血行，致脉管的充盈度减小，故脉来细小而无力。湿性重浊黏滞，脉管受湿邪阻遏，气血运行不利而致脉体细小而缓。平人脉来细弱，是忧思过度、内耗真元所致。若形盛脉细，少气不足以息，或热病神昏脉细，是脉证不应，为逆候。《脉经》云："寸口脉细，发热吸吐，宜服黄芩龙胆汤；吐不止，宜服橘皮桔梗汤。"现代研究表明，细脉多由有效循环血容量减少、心脏外周阻力增加、脉搏输出量降低所致。

总论

夫人身之元气，犹天地之太极。天地有两仪而分阴阳，人身有荣卫而生气血。天地自两仪而生四象，化为六十四卦也；人身自荣卫而生迟数，以变七表八里九道之脉也。何也？间尝窃取《脉经》之旨"一息四至号平和，更加一至太无痾"，又曰"四至五至，平和之则。三至为迟，迟则为冷。六至为数，数即热症。转迟转冷，转数转热，在人消息，在人差别"，此千载不易之法，而医家当揆度①之理。今将迟数为主，借以有力无力之象，化为浮沉之脉，又以浮沉迟数之体而化为七表八里九道，以成二十四脉也。殆见浮而清者长也，浮而浊者紧也，浮且清者芤也，重且浊者洪也，清浊相兼者滑也，沉而清者微也，沉而浊者涩也，轻且清者濡也，重且浊者伏也，清浊相兼者实也，迟而清者缓也，迟而浊者代也，轻且清者弱也，重且浊者短也，清浊相兼者结也，数而清者弦也，数而浊者促也，轻且清者细也，重且浊者动也，清浊相兼者牢也。惟有数脉一道，《本经》未收。叔和曰"弦脉之体，状若筝弦，时时带数曰弦"，可见弦即数也，数亦弦也，虽曰弦数各有其条，但有弦之处而无数也，弦乃数之本，数乃弦之末。是故《本经》言数之脉而附弦脉之下也，故不再赘。若夫断脉之法，当以平和者勿论，而以表里虚实寒热之见于症者，参而断之，且如迟为冷，数为热，浮为风，沉为气，洪为火，紧为痛，濡为湿，伏为极，微为血虚，弱为气少，滑为痰呕，实为郁结。缓虽为和，而迟缓亦为不足。涩虽血虚，而涩数亦为气少。长为壮热而可汗，短为伏阳而可下。虚为惊悸而可补，弦为积聚而可散。动为血崩，细为失精。芤主失血，因内气不充而曰芤。代主歇至，因元气耗散而曰死。促主气逆，渐加死而渐退生。牢主坚牢，寒入于内，则牢而难出，如汗后之症反大热而脉紧盛者，此为坚牢之脉，而后必难治，临症详之不可忽也。知此则七表八里九道而真知其精微之蕴奥②，又浮沉迟数而更加变化以无穷，要在潜心于默识之间，而

---

① 揆（kuí 魁）度：揣测，估量。

② 蕴奥：精深。

昭灼①乎隐微之际，然后诊脉于指下。盖有高明之见，而超出乎人类之首矣，有志者其最诸。

《脉经直指》对七表八里九道之二十四脉象（浮、芤、滑、实、弦、紧、洪、微、沉、缓、涩、迟、伏、濡、弱、细、数、动、虚、促、结、代、革、散）进行概要性诠释。并对弦与数的关系进行了厘清。

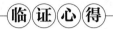

脉象是一个动态的变化过程，因人因时而异，脉象作为身体内在环境的反映，自然也随疾病的变化而变化，所以在疾病的发展过程中，观察脉象必须结合患者自身体质、病史、环境、季节等作出合理的判断，有不容忽视的意义所在。

――――――――

① 昭灼：指明显，显著。